常见病康复自我调养丛书

糖尿病饮食四宜五忌

王强虎　主　编

中国科学技术出版社
·北　京·

图书在版编目（CIP）数据

糖尿病饮食四宜五忌 / 王强虎主编．—北京：中国科学技术出版社，2020.4（2021.8 重印）

ISBN 978-7-5046-8495-0

Ⅰ．①糖… Ⅱ．①王… Ⅲ．①糖尿病 - 食物疗法 Ⅳ．① R247.1

中国版本图书馆 CIP 数据核字（2019）第 275600 号

策划编辑　崔晓荣
责任编辑　崔晓荣　张　晶
装帧设计　华图文轩
责任校对　焦　宁
责任印制　马宇晨

出　　版　中国科学技术出版社
发　　行　中国科学技术出版社有限公司发行部
地　　址　北京市海淀区中关村南大街 16 号
邮　　编　100081
发行电话　010-62173865
传　　真　010-62179148
网　　址　http：//www.cspbooks.com.cn

开　　本　720mm×1000mm　1/16
字　　数　119 千字
印　　张　10
版　　次　2020 年 4 月第 1 版
印　　次　2021 年 8 月第 5 次印刷
印　　刷　保定市铭泰达印刷有限公司
书　　号　ISBN 978-7-5046-8495-0/ R · 2496
定　　价　29.00 元

内容提要

本书从糖尿病患者应当知道的基本知识、最好的降糖药、降血糖的食疗方、营养素以及日常饮食的宜与忌等方面进行了详尽的阐述，具有很强的科学性和实用性，是一部全面反映糖尿病饮食调养新思路的科普读物。本书适合糖尿病患者及其家属阅读，也可供基层医务工作者阅读参考。

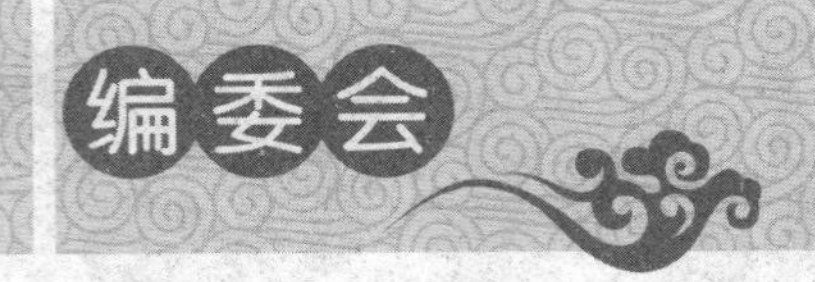

主　编　王强虎

副主编　雷正权　郭占军　张学虹

编　委　（按姓氏笔画排序）

王强虎　孙子昕　张学虹　柯先莎

郭占军　焦军阳　雷正权　雷舒扬

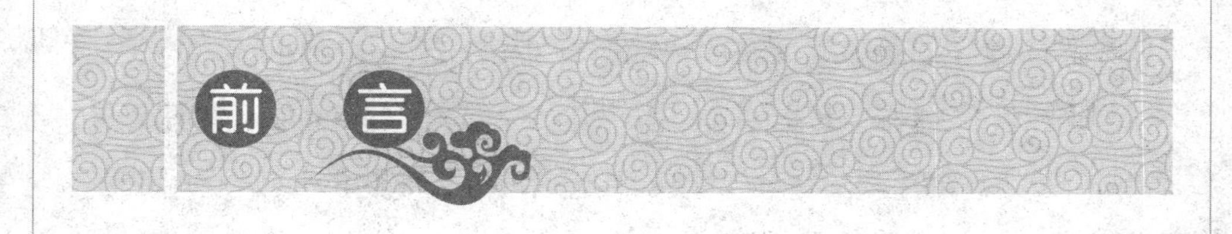

我国的糖尿病患者数量正在以惊人的速度急剧增多。20 世纪 70 年代末，我国 20 岁以上人群中糖尿病患者不到 1%，现在已经上升到 4.2% 以上，而且还在以 1% 的速度逐年增加。据估计，目前我国糖尿病患者已经达 4 300 万人，每年约增加 120 万人，每天约增加 3 000 人，说我国糖尿病正处于爆发流行期，一点也不夸张。

糖尿病给人们带来精神上、肉体上、财富上的重大损失，一直以来是一个非常难解决的问题。糖尿病及其并发症不但给患者本人造成肉体和精神上的痛苦，直接威胁着患者的健康和生命安全，而且也造成国家人力和财力的巨大损失，每年直接和间接用于糖尿病的花费接近 1 000 个亿，这个数目以后肯定还会增加。如不注意做好糖尿病的防治工作，在不久的将来，我国糖尿病患者总数有可能超过 1 亿人。所以，预防糖尿病的发生，减轻糖尿病的危害，是摆在我们面前的一个刻不容缓的问题。

对于已患了糖尿病的人来说，糖尿病当前还是个不能根治的疾病，但却是个可以控制的疾病。控制得好，糖尿病患者完全可以与正常人一样生活，并获得良好的生存质量。在控制糖尿病的方法之中，糖尿病患者的饮食治疗必须置于三项基础治疗措施之首。这一点自古至今的医学家的认识莫不如此，唐代药王孙思邈在《千金方》中指出："所慎者三，一饮酒，二房室，三咸食及面。"《外台秘要方》也指出："此病特忌房室、热面及干脯。"强调糖尿病治疗必须以饮食治疗为基础，认为不节饮食"纵有金丹亦不可救！"

随着现代营养学的发展，糖尿病食疗与营养已成为一个独立的学科，水果、蔬菜、谷物、饮料中含有众多降糖的成分，所有这些，都为广大糖尿病患者科学地进行饮食治疗创造了条件。基于此，本书从糖尿病的基本常识入手，对糖尿病患者及其家属关心的饮食调养、食物疗法等内容做了较详细的介绍，希望糖尿病患者日常生活中注意平衡饮食，科学合理地调整饮食结构，正确选择有益于糖尿病治疗的食物，以求获得更好、更持久的疗效。作者编写本书的目的就是希望普及糖尿病患者自我饮食治疗和调养的科学知识和方法，同时也希望本书能对基层医务工作者有一定的帮助和参考价值。

编　者

一、与糖尿病有关的基本知识

二、食物是最好的降糖药

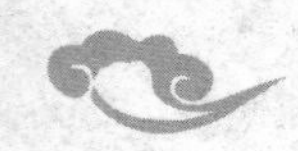

三、降血糖的食疗方

四、降血糖的营养素

五、降血糖日常饮食四宜五忌

一、与糖尿病有关的基本知识

01　人体血糖的来龙去脉

人体所需能量的70%来源于糖，糖尿病患者必须了解血糖的来龙去脉，因为这关系到血糖高低的问题。

（1）血糖的概念：血糖是指血液中的葡萄糖，血液中葡萄糖以外的糖类及血液以外的糖类均不能称为血糖。

（2）血糖的来源：一是由食物消化吸收而来；二是由肝脏内储存的糖原分解而来；三是由脂肪和蛋白质转化而来。

（3）血糖的去处：一是氧化转变为能量，供人体消耗；二是转化为糖原储存于肝脏和肌肉中；三是转化为脂肪和蛋白质等营养成分加以储存。

（4）人体调节血糖的重要器官：一是肝脏通过储存和释放葡萄糖来调节血糖；二是神经系统通过进食，对糖类的摄取、消化、利用、储存的影响来调节血糖，也能通过内分泌系统间接影响血糖；三是内分泌系统分泌多种激素调节血糖。肝脏、神经和内分泌共同维持血糖的稳定。

02　血糖稳定为什么至关重要

正常人的血糖浓度无论在空腹或饭后，都需要保持相对稳定，不能出现过大的变化。科学家之所以对血糖这么关注，是因为糖是人体的主要供能物质。在糖、脂肪、蛋白质这三类可供选择的生命能源中，唯有糖经过人体消化吸收后，可以很容易地转化成血液中的葡萄糖（即血糖）。血糖总量的 2 / 3 供脑组织所用，它可以顺利地通过血一脑屏障，成为脑组织在正常情况下几乎是唯一的能量来源。由于人的脑组织中几乎没有糖原的储备，所以它对血糖有特殊的依赖性与敏感性。脑组织对缺糖、缺氧最为敏感，血糖不足很容易出现疲劳，甚至昏迷。但血糖异常升高，会导致人体不能将葡萄糖充分利用及储存而引起多方面的病变。

小贴士

科学家已对 1 型糖尿病和 2 型糖尿病做过大量研究，发现对 1 型糖尿病患者，控制好血糖可使视网膜病变减少 76%，蛋白尿早期肾病减少 39%，临床肾病减少 54%，神经病变减少 60%。对 2 型糖尿病患者，控制好血糖可使心肌梗死和心力衰竭减少 16%，视网膜病变减少 21%，糖尿病肾病减少 33%。

03　血糖高就是糖尿病吗

高血糖是糖尿病的主要特征之一，但是血糖高并不一定就是糖尿病。下列情况也可以表现为血糖增高，而并非是糖尿病。

（1）肝脏疾病时，肝糖原储备减少。

（2）应激状态下的急性感染、创伤、脑血管意外、烧伤、心肌梗死、剧烈疼痛等，此时胰岛素拮抗激素、促肾上腺皮质激素、肾上腺髓质激素、生长激素等分泌增加，胰岛素分泌相对不足，使血糖升高。

（3）饥饿和慢性疾病使体力下降，引起糖耐量减低，使血糖升高。

（4）服用某些药物如糖皮质激素、噻嗪类利尿药、呋塞米（速尿）、女性口服避孕药、烟酸、阿司匹林、吲哚美辛（消炎痛）等，均可引起一过性的血糖升高。

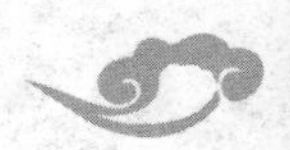

（5）一些内分泌疾病如肢端肥大症、皮质醇增多症、甲状腺功能亢进症等，可以引起继发性糖尿病。

（6）胰腺疾病，如胰腺炎、胰腺癌、胰腺外伤等，均可成为血糖升高的原发病。

04　肝、肾两脏在血糖调节中的作用

肝脏与肾脏在糖尿病的发生与发展过程中起着重要的作用。

第一，肝脏和肾脏都是糖类代谢的重要场所，特别是在肝脏内，既有种类繁多的酶类，同时胰岛素和许多激素发生的相互转换也在肝内进行。

第二，肝脏和肾脏是糖类释放与储存的场所，人体内多余的糖分在这时形成肝糖原或者肾糖原加以储藏，在需要时又能转变为葡萄糖来补充血糖。当肝脏与肾脏储存的糖类够用时，它们还能利用脂肪和蛋白质制造葡萄糖，以维持血糖的稳定。

第三，肾脏是多余糖分排出体外的通道，当血糖升高时，只要肾功能正常，就可以通过排尿将多余糖分排出，使血糖不至于太高，所以说，血糖的稳定离不开肾功能的正常。反之，糖尿病患者的血糖长期控制不佳，也势必影响肝脏和肾脏的结构与功能。

05　血糖监测的时间和频度

许多老糖尿病患者都知道要监测空腹或餐前、餐后两小时血糖。具体做法如下。

（1）空腹血糖：指隔夜空腹 8 小时以上、早餐前采血测定的血糖值。中、晚餐前测定的血糖不能叫空腹血糖。

（2）餐前血糖：指早、中、晚餐前测定的血糖。

（3）餐后两小时血糖：指早、中、晚餐后两小时测定的血糖。

（4）随机血糖：一天中任意时间测定的血糖，如睡前、午夜等。

当近期血糖常常偏高时，应监测空腹及餐后两小时血糖，它们能较准确地反映出血糖升高的水平。而当近期经常出现低血糖时，最好注意监测餐前血糖和夜间血糖。可以尝试间隔一段时间，在某日的不同时间测 4 ～ 6 次血糖，了解一天 24 小时中血糖的变化规律。

对于血糖控制较稳定的患者，血糖监测的间隔可以较长。但对近期血糖波动较大，使用胰岛素治疗，新被确诊糖尿病，近期血糖控制不稳定，近期有低血糖发生，换药或调整剂量，妊娠，出现生病、手术、运动、外出、饮酒等各种生活应激情况的患者，应增加监测频率。另外，驾车时发生低血糖是非常危险的，因此驾车前监测血糖是十分必要的。

小贴士

监测餐后 2 小时血糖的目的是检查当前的饮食、药物等治疗计划是否能良好地控制血糖，因此在监测餐后血糖时，只有和平常一样吃饭、服药，才能正确地反映出日常的血糖控制情况。有人特意在监测血糖那天停止用药是错误的。餐后两小时是从吃第一口饭开始计时，并且精确到分钟，用同一块表计时，不能从进餐中间或结束后开始计时。

06　自我监测血糖的操作方法

（1）调整血糖仪的代码使其与您现在使用的试纸的代码相同，注意不同时间购买的试纸有不同的代码，所以必须先调整血糖仪的代码。

（2）洗手，用酒精消毒采血的手指。

（3）手臂下垂 30 秒，以便使血液充分流到手指。

（4）将采血针头装入刺指笔中，根据手指皮肤厚度选择穿刺深度，

刺破手指取适量血。

（5）待血糖仪指示取血后，将血滴在血糖试纸指示孔上。

（6）把血糖试纸插入血糖仪中。注意有的血糖仪需先将试纸插入血糖仪中，再将血滴在试纸上。

（7）几秒或十几秒钟之后，从血糖仪上读出血糖值。

（8）在记录本上记录血糖值和监测时间。

07　自我监测血糖的注意事项

（1）血量不够、血糖试纸超过有效期、手指消毒酒精未干、未将血糖仪代码调到和试纸一样时，都会影响检测的准确性。

（2）手指消毒后，一定要等酒精挥发干燥后再采血。

（3）采血部位要交替轮换，不要长期刺扎一个地方，以免形成瘢痕。在手指侧边采血疼痛较轻，而且血量足。

（4）妥善保管用过的酒精棉球、针头等，最好集中送到社区卫生站处理。

（5）血糖仪要放置在干燥清洁处，不要让小孩、宠物触及、玩耍。

（6）血糖仪都应该有售后服务，要定期到购买的商店或厂家指定处校正血糖仪是否准确，到医院与抽血检查结果对比也可知道其准确性。

08　血糖值保持多少为宜

由于糖尿病患者血糖波动大，在治疗过程中，一般不可能要求其血糖水平达到正常人的水平，因此只要达到空腹血糖 4.0 ～ 7.8mmol/L（70 ～ 140mg/dl），餐后两小时血糖 6.0 ～ 10.0mmol/L（108 ～ 180mg/dl），任何随机时间血糖在 10.0mmol/L 以下（180mg/dl），同时又不发生低血糖，就可以认为血糖控制良好了。由于个体的差异，血糖控制目标也因人而异，患者有必要随时向医生进行咨询，根据自身情况确定血糖的适当范围。由于老年人容易发生低血糖，制定的血糖标准可略高一点。糖尿病孕妇为了胎儿的健康发育，血糖要严格控制在标准范围内。

09 什么是糖耐量试验

葡萄糖耐量即为人体对葡萄糖的耐受能力。正常人每餐的饭量多少不一，而饭后最高血糖总是稳定在 10.0mmol/L（180mg/dl）以下，2 小时后则恢复到 7.8mmol/L（140mg/dl）以下。人体全天血糖含量随进食、活动等情况时有波动，一般空腹时的血糖水平较为恒定。

体内胰岛素的分泌与血糖多少有密切关系，血糖增高，胰岛素分泌增多；血糖下降，胰岛素分泌减少。胰岛素分泌多少，随着机体的生理需要而进行自动调节，使体内葡萄糖水平维持在正常范围。可见，人体对葡萄糖有着很强的耐受能力，称为人体正常糖耐量。

临床采用口服或静脉注射的方法，给予一定量的葡萄糖，以检查患者的糖耐量情况，称其为葡萄糖耐量试验。但糖耐量降低并非一定是糖尿病。当口服或静脉注射一定量葡萄糖，糖尿病患者（或有关疾病）的胰岛 B 细胞分泌的胰岛素对处理葡萄糖的能力已不如正常人那样迅速有效，表现在服葡萄糖 75 克后 2 小时，血糖超过了 7.8mmol/L（140mg/dl），血液中葡萄糖升高，糖耐量曲线异常，这种状态叫作糖耐量减低。糖耐量的减低，是有其一定范围的，并非意味着患有糖尿病。但糖耐量异常者，要比正常人易发生糖尿病，应引起高度重视。

10 有些患者餐后为何比餐前血糖还低

糖尿病患者血糖升高，特别是进食后往往出现明显的血糖增高。但有些患者在监测血糖时发现，有时餐后 2 小时血糖比餐前血糖还低，这

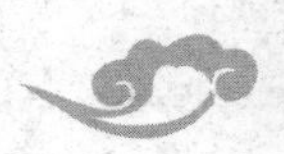

是为什么呢？造成这种现象的原因可能有以下三方面。

（1）胰岛素分泌过多和高峰延迟：在正常情况下，人进食后血糖会升高，经过 30 ～ 60 分钟血糖达到高峰后下降，血浆胰岛素水平也在 30 ～ 60 分钟后上升至高峰，为基础值的 5 ～ 10 倍，随后下降，3 ～ 4 小时恢复到基础水平。因此，正常人进餐后血糖虽然有升高，但波动于一定范围内。2 型糖尿病患者可出现胰岛素分泌过多（高胰岛素血症）和高峰延迟，胰岛素维持在较高浓度而不能恢复到基线水平，因而在餐后出现血糖较低，甚至低血糖。

（2）饮食不足和餐后运动强度过大：饮食和运动是糖尿病治疗的两项重要的基础措施，严格饮食控制和适当运动有利于减轻体重，改善高血糖和减少降糖药物。但是饮食方案应严格和长期执行，运动应适量和有规律。如饮食不足或餐后运动强度过大，患者也可能出现餐后血糖较低，甚至低血糖反应。

（3）降糖药物影响：降糖药物剂量过大，与饮食不匹配，或同时应用增强降血糖作用的其他药物，也可能导致餐后血糖明显降低。

小贴士

在出现餐后 2 小时血糖低于餐前血糖时，可先增加监测次数，如加测餐后 1 小时、3 小时血糖，记录好数据，便于寻找血糖变化规律。然后，请教医生，共同分析，并找出原因，必要时调整饮食、运动和药物。

11　糖尿病诊疗中测定 C- 肽的意义

C- 肽（C-peptide）又称连接肽，是胰岛 B 细胞的分泌产物，它与胰岛素有一个共同的前体——胰岛素原。一个分子的胰岛素原经酶切后，裂解成一个分子的胰岛素和一个分子的C-肽。C-肽和胰岛素是等分子关系，分泌几个分子的胰岛素，同时就会分泌几个分子的C-肽，由于C-肽本身没有胰岛素功能，不受胰岛素受体的干扰，与测定胰岛素无交叉免疫反应，也不受外源胰岛素的影响，所以，通过测定患者血液中C-肽的水平，可以判断胰腺的胰岛素分泌功能。C-肽的测定，还有助于糖尿病的临床分型、胰岛细胞瘤的诊断及判断胰岛素瘤手术效果，判定患者的胰岛B细胞功能，鉴别低血糖的原因等。

12 糖尿病患者为什么中老年人居多

为什么糖尿病特别钟情于中老年人呢，目前认为有如下几方面的原因。

（1）肥胖：中老年人由于内分泌功能的改变，加之生活的安逸，体力活动与运动量的减少，饮食的丰富与营养热量过盛等，易于发胖。在老年人2型糖尿病患者中，80%以上属于超重。而肥胖可致胰岛素抵抗与胰岛素受体减少，胰岛素作用降低，易致血糖升高与糖尿病。

（2）休闲：一般讲，中老年人体力活动（含体育锻炼）减少，工作与家庭拖累减少，静坐或躺坐时间较多，亦可造成胰岛素受体减少与胰岛素敏感性降低，易发糖尿病。所以干部、知识分子、退休工人糖尿病发病率明显比其他人群高。因而体育锻炼疗法被列为糖尿病“三大疗法”的第二位（一是饮食，二是运动，三是药物）。

（3）饮食：中老年人由于经济的相对宽裕，饮食结构多有改变，如饱和脂肪酸（动物油、肉、奶、蛋中含量较高）摄入较多，肉、奶、蛋食增高，城市居民发病率明显升高于山区劳动者。

（4）疾病：据研究资料提示，高血压病、高脂血症、冠心病为糖尿病发病的危险因素，这些患者为糖尿病的高危人群，而上述这些疾病也

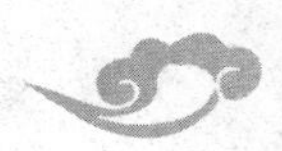

恰是中老年人的常见病与多发病。

（5）生理：据调查，在正常生理情况下，随着年龄的增长，糖耐量试验呈糖尿病曲线倾向递次增多，由于老年人糖耐量差，很容易被激发为糖尿病。多数研究已经显示，老年人空腹血糖水平升高，尤其餐后血糖升高直接与年龄相关（呈正相关）。有资料显示，每10年空腹血糖增加上升0.06～0.1mmol/L（1～2mg/dl），每10年餐后血糖增加上升0.08mmol/L（1.5 mg / dl），即年龄越大血糖越易偏高或升高。

（6）其他：最新研究发现，老年人胰淀粉素（胰岛淀粉素）合成分泌增多（胰岛B细胞分泌的激素至少有四种：胰岛素、C-肽、前胰岛素、胰淀粉素），其同老年人糖尿病发病率密切相关。

13 糖尿病“三多一少”的临床症状

糖尿病的症状分为典型和不典型两类症状。典型临床表现有“三多一少”，即多饮、多食、多尿和体重减少，常见于病情较重的糖尿病患者，同时多有由并发症引起的病变，如糖尿病肾病、视网膜病变等。实际上大多数患者症状不典型，即表现为不典型症状，或根本没有任何症状，仅在健康体检中发现，临床上容易造成误诊或漏诊，因此，必须提高警惕。要发现糖尿病，仅查空腹血糖是不够的，还应做糖耐量实验。

（1）消瘦：胰岛素主要作用在肝脏、肌肉及脂肪组织，控制着三大营养物质——糖、蛋白质和脂肪的代谢与贮存。当糖尿病患者体内胰岛素分泌相对或绝对不足时，大量葡萄糖不能被人体充分利用而多从尿液中丢失。为了补充生命所需能量，机体只能动员脂肪、蛋白质进行糖异生，产生能量以满足各组织器官的需要。由于不断地消耗脂肪、蛋白质，再加上多尿，体内大量水分及其他营养素丢失，患者体重逐渐下降，从而出现消瘦、体重减少。

（2）多尿：排尿次数增加，尿量增多，是糖尿病典型症状之一。糖尿病患者每昼夜尿量在 3 000 ～ 4 000 毫升，甚至可高达 10 000 毫升以上，或伴随尿次增多而日尿 20 余次。那么，糖尿病患者为什么会出现多尿呢？这是因为当血糖不能被有效地利用而升高时，会从肾脏排出过多的糖，使在肾组织中的尿液渗透压增高，肾小管重吸收减少，由此带走大量的水分，形成多尿。多尿导致体内水分丢失，血液浓缩，黏稠度增高，刺激中枢系统出现口渴而多饮。从生理机制而言，这是一种保护性反应。

（3）多饮：典型糖尿病患者，经常感到口渴，饮水多。糖尿病患者之所以会出现多饮口渴，主要原因是由于多尿失水所致，而且饮水量与失水量大致相仿。所以将多饮作为糖尿病的典型表现之一。

（4）多食：糖尿病的典型症状之一是多食。多食表现为经常感到饥饿，食欲明显增加。糖尿病患者因不能充分利用葡萄糖，机体处于半饥饿状态，遂产生饥饿贪食。一般需日餐 5 ～ 6 次，食量与尿糖成正比，但食量增加，又使血糖上升更多，尿糖更多，形成恶性循环。若食欲突然下降，应警惕酮中毒或其他并发症的发生。

14 糖尿病是不是一定有“三多一少”

由于科学知识的普及，很多糖尿病患者了解到的糖尿病的知识也是很丰富的，按照上面所说，糖尿病患者存在“三多一少”的症状。可是他们很奇怪，自己并没有“三多一少”怎么也是糖尿病？其实这并不奇怪。糖尿病典型症状为“三多一少”，即多尿、多饮、多食、体重下降。次要症状是外阴及全身瘙痒、四肢酸麻、腰背痛、月经失调等。但是，现在要想看到典型症状是越来越难了。

出现“三多一少”，是因为在血糖升高到比较高的水平，才会出现的现象。如果血糖比较高了，超过肾脏的尿糖阈值，那么这种含糖量比较高的小便就会被排出去。这种尿液需要更多水分才能溶解，所以势必会

多尿。这样体内失去水分比较多，人就会感到口渴，也就会造成多饮。又由于大量的糖分从尿液中排出，致使能量的流失又会引起人的饥饿感，这样就会多食。而且这一糖代谢障碍使体内蛋白质和脂肪分解增加，最终出现消瘦，人的体重下降。可见，“三多一少”这种状况是在糖尿病典型和较晚期时的表现。如果用这样的标准来判断自己是否得了糖尿病，不但无助于早期诊断，也不利于慢性并发症的早期防治。所以糖尿病患者需要定期测血糖及糖化血红蛋白等项目，而单位在体检中应该安排空腹血糖、血脂等项目，这样就能抓住糖尿病的蛛丝马迹，为防治糖尿病及其相关的并发症赢得宝贵的时间。

15　糖尿病与皮肤病的关系

糖尿病患者的皮肤病变是多种多样的，这与患者血糖升高、局部抵抗力下降有密切关系。糖尿病皮肤病变多数不是糖尿病患者所特有的，但这些病变比非糖尿病者发生的机会要大得多。

（1）皮肤瘙痒症：在糖尿病患者中十分常见，这是高血糖刺激神经末梢的结果，外阴部因有尿糖的刺激和局部感染的影响，瘙痒更加多见，有人发现瘙痒症在糖尿病患者中发生率可达 7% ～ 43%。

（2）皮肤真菌感染：真菌感染在糖尿病皮肤病变中占首位，远多于非糖尿病者，如手癣、足癣、甲癣、股癣、体癣、外阴白色念珠病等。

（3）皮肤细菌性感染：如疖、痈等，在糖尿病患者中的发生率远高于非糖尿病者，常成为检出糖尿病的线索。

（4）胫前色素斑：多见于男性糖尿病患者，发生在小腿前侧，开始时可发生皮肤红斑、水疱、紫癜、糜烂、溃疡等，以后逐渐形成数目不定、形状不一的褐色斑，不痛不痒，一两年后可自行消退。

（5）糖尿病大疱：是糖尿病患者少见但有特征性的皮肤病变，发病前无明显诱因，突然在四肢端出现大疱，大小 0.5 ～ 10 厘米不一，疱壁紧张，薄而透明，内含清液，类似烫伤的水疱，自觉症状不明显，1 ～ 2 周后水疱自行消失，不留痕迹。

（6）红色面孔：有人调查过 150 例糖尿病患者，大多数人颜面色泽较红。在 39 例隐匿性糖尿病患者中，35 例有不同程度的红色面孔。

（7）皮肤疱疹：酷似灼伤性水疱，壁菲薄，内含透明浆液，疱疹无红晕，好发于指、趾、手足的背部或底部边缘，单个或多个出现，数周内自愈，但可反复出现。

（8）颈部毛囊炎：后颈枕部出现脓头痱子样的炎症，有触痛，如不及时治疗，可发展为疖肿或蜂窝织炎。脓液排出后可自愈，但常此起彼伏，反复发生。

（9）黄色瘤：四肢屈侧、臀、颈、膝等处皮肤常常可以见到成群突发的黄橙色小结节或小丘疹，周围绕以红晕，有瘙痒的感觉。

糖尿病皮肤病变的治疗也包括糖尿病控制、局部处理，必要时需全身治疗。

16　糖尿病患者为什么会视力下降

眼睛是心灵的窗户，人人都希望自己有一双明亮的眼睛。如果视力下降，看不清东西，就会给学习、工作、生活带来诸多不便。严重时，会导致生活质量明显下降。而糖尿病患者更容易出现视力下降，这是为什么呢？我们又该怎样应对呢？

糖尿病视网膜病变是糖尿病患者最常见的微血管并发症，1 型糖尿病患者在发病 15 年后有 80% 的人会出现视网膜病变。2 型糖尿病患者病程 10 年以上时，约半数的患者会合并不同程度的视网膜病变；而病程 15 年以上时，这一比例会逐渐升高到 80% 以上。

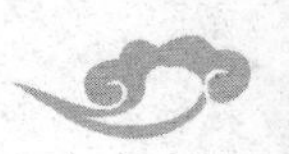

糖尿病视网膜病变主要分为两个阶段，即非增殖性和增殖性视网膜病变。非增殖性视网膜病变是糖尿病对视网膜产生影响的早期阶段，也是2型糖尿病患者最常见的视力受损的原因。这个阶段主要表现为眼底视网膜出现微血管瘤、出血和渗出。如果渗出的血液正好在视网膜黄斑的前方，挡住了物体的影像，就会导致视物不清。这时患者会感到眼前有一片红色或黑色的漂浮物，挥之不去，随着眼底出血被吸收，这片漂浮物的颜色会变浅，视物不清的症状会有所改善。

如果得不到有效的治疗，眼底视网膜病变加重，缺血、缺氧会使视网膜上生长出新生毛细血管，而进入增殖性视网膜病变阶段。这时眼底的病变已经不可逆转，视网膜脱离导致失明的危险性大大增加。

小贴士

预防糖尿病视网膜病变应该注意两点：第一，良好的血糖、血压和血脂控制，可以有效预防这些危险因素对视网膜的有害影响。第二，定期进行眼底检查、及时发现视网膜病变、选择合适的治疗时机是减少糖尿病视网膜病变视力丧失的关键。按照国际有关规定，1型糖尿病患者应该在发病5年之后开始接受眼科的常规检查，2型糖尿病患者则应该在发现糖尿病的同时就开始检查视网膜病变，以后每年检查眼底一次。

17　糖尿病患者易患白内障

白内障常常是糖尿病眼部并发症的一种表现。正常晶状体是无血管、富于弹性的透明体。当晶状体发生改变而变得浑浊时，可导致视力下降，看东西模模糊糊，严重的会引起失明，即称为白内障。糖尿病发生白内障可分为两大类：一类为典型的糖尿病性白内障；另一类为一般性白内障。前者又叫真性糖尿病性白内障，较少见，多发生于血糖控制不良的青少年糖尿病患者（1 型糖尿病）。后者与一般老年性白内障相同，早期表现为晶状体周边部灰白色浑浊逐渐增多，糖尿病患者比一般老年人白内障发生率高，发病年龄早，发病速度快；若血糖控制不好，病程较长的糖尿病患者发病率会更高。所以控制糖尿病有利于防止或延缓白内障的发生和发展。同时，应经常检查眼球，一旦发现有早期的白内障征象，应及时采取治疗措施。

18　糖尿病与泌尿生殖系统疾病的关系

（1）阳痿：糖尿病可引起神经病变和血管病变，从而导致男性性功能障碍，以阳痿最多见。据统计，糖尿病患者发生阳痿者达 60％以上，特别是中年肥胖有阳痿者，更值得高度怀疑是否已患上糖尿病。

（2）性冷淡：女性出现不明原因的性冷淡，往往是糖尿病的早期信号。目前认为糖尿病的血管病变累及阴道壁小血管网时，阴道壁中的感觉神经末梢敏感性会降低。因此，一般的刺激很难触发女性高潮反应，影响患者性生活的质量。

（3）尿路感染：糖尿病引起的尿路感染有两个特点，一是多起源于肾脏，而一般的尿路感染多起源于下尿道；二是尽管给予适宜的抗感染治疗，但急性肾盂肾炎的发热期仍比一般的尿路感染发热期长。

（4）排尿困难：男性糖尿病患者出现排尿困难者约为 21.7％。因此，中老年人若发生排尿困难，除前列腺增生症外，应考虑糖尿病的可能。

（5）娩出巨婴：糖尿病女性患者血液中葡萄糖浓度增高，通过胎盘进入胎儿体内，刺激胎儿的胰岛功能，分泌出足够的胰岛素，使血液中的葡萄糖得以充分利用，加速了胎儿的生长发育。因此，娩出一个特胖宝宝（4 千克以上）的女性，应做有关糖尿病的检查。

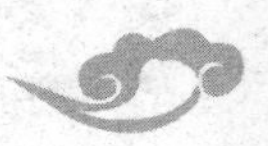

19 糖尿病患者应注意口腔疾病

如果口腔黏膜出现瘀点、瘀斑、水肿，口内有烧灼感，甚至舌体上出现黄斑瘤样小结节，专家提醒，这些体征可不是一般的口腔疾病，很可能是患上了糖尿病，应及时去医院检查血糖。糖尿病患者在患病后会并发口腔疾病，这是因为高血糖本身和高血糖所引起的微血管病变所致。临床上因口腔患病才诊断出糖尿病的，大多不是因为忙碌而无暇就诊的中青年人，而是老年人。很多老年人看口腔科是因为牙龈过早萎缩、牙龈包不住牙、口腔有异味等，但经过检查发现，大多是糖尿病所致。如果已经患上了糖尿病，却置之不理，只治疗口腔疾病，那么口腔的各种感染就会使糖尿病的病情恶化，而病情的恶化反过来还会加重口腔感染。

糖尿病患者更应注意口腔疾病，如出现牙龈炎、牙周炎所致的牙龈充血、水肿、糜烂等，舌黏膜糜烂、小溃疡及疼痛、口腔白念珠菌病等，牙齿松动脱落、愈合时间长及发生疼痛和炎症等，都必须及时就医，早就医才能早控制糖尿病。如果经过诊断，口腔溃疡是糖尿病所致，患者就应该积极治疗糖尿病，把血糖控制在理想范围内。在糖尿病病情得到控制后，再进行口腔疾病的治疗，这叫作治本才能治标。糖尿病得到控制后，口腔疾病也会有所减轻。对于合并口腔疾病的糖尿病患者，治疗的时间也需要选择，最好是在早晨，尤其病情较重的患者，应将口腔手术治疗的时间安排在早晨用药和早餐后 1.5 ～ 3 小时之内，这是一天中血糖容易控制的最佳时间。由于糖尿病患者伤口愈合能力差，所以要避免一次就诊时进行多种治疗，治疗的时间也不宜过长。

20 糖尿病的并发症信号

（1）胆道感染：糖尿病伴发胆囊炎的发病率甚高，可不伴有胆石症，胆囊有时会发生坏疽及穿孔。

（2）腹泻与便秘：糖尿病可引起内脏神经病变，造成胃肠道功能失调，从而出现顽固性的腹泻或便秘，其中腹泻使用抗生素治疗无效。

（3）脑梗死：糖尿病患者容易发生脑梗死。在脑梗死患者中，有10%～13%是由糖尿病引起的。因此，脑梗死患者应常规化验血糖。

（4）周围神经炎：表现为手足麻木，伴有热感、虫爬感，行走时似乎自己走在棉垫上；有的则伴有强烈的疼痛。据统计，有以上症状者占初期糖尿病患者的40%左右。

小贴士

从以上情况可以看出，糖尿病的信号是多种多样的，如出现以上情况应及时到医院化验血糖。此外，有糖尿病家族史的人，年龄在50岁以上的人，患有高血压病、高脂血症、高尿酸血症以及肥胖症的人等，都是糖尿病高危人群，应高度重视，每年最好常规检查血糖（包括糖耐量实验）一次，以便及早发现糖尿病，早期治疗，防患于未然。

21　糖尿病并发症有哪些危害

糖尿病的主要并发症已经成为糖尿病患者致残和死亡的主要原因。糖尿病引起的并发症主要分为两大类：一类是微血管病变，包括视网膜病、青光眼或白内障、肾病、神经病变等；另一类是大血管病变，主要导致动脉粥样硬化，使心、脑、肾及四肢的血液供应发生障碍而出现种种疾患。糖尿病视网膜病变已经成为工作年龄人群中导致失明的首要原因；糖尿病肾病是导致终末期肾病的首要原因；糖尿病将使心血管病死率和脑卒中危险性增加2～4倍（糖尿病患者中，每死亡10人就有8人死于心血管相关疾病）；糖尿病造成的神经病变是导致非创伤性下肢截肢手术的首

要原因。与非糖尿病患者相比，2 型糖尿病患者比非糖尿病患者的死亡率高 7 倍。

22 糖尿病肾病的表现

老刘患糖尿病不久，就有了乏力的感觉，当时听其他糖尿病患者说几乎所有的糖尿病患者都有乏力的现象，控制好血糖就没事了。于是老刘每天坚持吃药，血糖控制得还算可以，可是两年后老刘的乏力变得越来越严重，同时腰也疼得厉害，并且下肢出现了水肿。医院检查结果是肾病二期，这时才知道乏力是糖尿病肾病的早期表现，并且老刘所服用的药物还刺激肾，加速了病情的恶化。那么糖尿病肾病还有哪些信号呢？

（1）蛋白尿：这是糖尿病肾病的第一个标志。当出现持续性蛋白尿后，肾小球的滤过率即开始下降。随着病情发展，尿蛋白量逐渐增多，尿蛋白量与肾脏病变严重程度相一致。当肾小球滤过率明显低于正常，出现大量蛋白尿后，会很快发展到肾衰竭。如 24 小时尿蛋白少于 3 克，尿蛋白量无明显增多者，肾衰竭进度变缓慢。

（2）水肿和肾病综合征：大约有一半左右的患者出现水肿，可能是由于尿中丢失大量蛋白引起低蛋白血症所致，但年龄越大，由其他原因引起的水肿也越多，20% 左右的患者会有肾病综合征。

（3）高血压：这是比较晚期出现的症状，出现在有蛋白尿时间较长的患者身上。初期仅在运动后血压增高，有持续性蛋白尿时，血压多持续增高，高血压的出现加速了糖尿病肾病患者肾功能的恶化。

（4）肾衰竭：早期为适应排糖的需要，肾小球滤过率增加，血中尿素氮和肌酐的水平正常，在出现持续性蛋白尿后，血尿素氮和肌酐浓度增高，出现肾功能不全的表现，在数年之内可发展到终末期肾衰竭。此外，糖尿病肾病常伴有多种并发症，心力衰竭与膀胱炎等并发症常影响肾功能，酮症酸中毒和高渗性昏迷伴循环衰竭时，还可发生急性肾衰竭。

小贴士

对于肾功能不全的糖尿病患者，口服降糖药的选择很重要，既要有效控制血糖，又不能选择那些经肾脏代谢的药物，很多降糖药由于肾功能不全无法顺利排泄而在人体内潴留，造成低血糖的发生。这样的患者应使用像诺和龙这类基本上不经肾脏代谢的药物，以免加重肾脏负担。

23　糖尿病患者为什么早期餐前饥饿难忍

有的糖尿病患者，他们最早的症状不是“三多一少”，而是餐前饥饿难忍。这种情况确实不少，好多患者都有过这种体验。不过有人比较小心仔细，往往能从这种蛛丝马迹中发现糖尿病，而大多数人则不当回事，没有去检查。

造成餐前饥饿感的主要原因是胰岛素分泌迟缓，与血糖的高低不同步。正常人血胰岛素的升降与血糖几乎同步，血糖上去了胰岛素分泌马上增多，使血糖回到正常范围；血糖下降了，胰岛素的分泌也立即下降，以免造成低血糖。在糖尿病早期，或者在“高危人群”或糖耐量低减阶段时，胰岛素分泌的量没有明显减少，但开始变得迟缓而与血糖水平不一致，餐前血糖升高，胰岛素分泌不出来，致使血糖升得过高；下顿餐前，血糖下来了，胰岛素分泌却刚刚达到高峰，这样就造成了低血糖，引起餐前饥饿难忍。以后，随着病情的进展，胰岛素分泌越来越少，这种餐前低血糖就不再发生了。当然，有些吃口服降血糖药或打胰岛素的患者因为饮食、运动或用药没搭配好，也可能造成餐前低血糖。

24　什么是糖尿病苏木杰现象

苏木杰现象是指糖尿病患者低血糖后出现高血糖的现象，可持续数天至十余天，多见于1型糖尿病的患者。其发生的主要原因，多由于胰岛素过量后诱发低血糖，机体自身的负反馈调节，促使体内胰升糖素、生长激素、肾上腺皮质激素及肾上腺素均显著分泌增加，血糖回升，以致出现高血糖。

糖尿病患者出现苏木杰现象反应大多见于胰岛素用量不当，或没有按时加餐，或病情控制较好时体力活动增加。临床上有的糖尿病患者胰岛素用量很大，常有低血糖反应，但尿糖很多；有的患者夜间尿糖很少，次日早晨血糖、尿糖显著增加且尿酮体阳性；有的患者夜间发生不自觉的低血糖，而次日早晨尿糖阴性，仅表现为尿酮体阳性；还有的患者在家里发生低血糖时，不能立即到医院查血糖，等到医院检查时血糖总是很高。对以上种种情况，医生若不认真分析产生血糖增高、尿糖增多的原因，而只盲目加大胰岛素的用量，结果只会使病情更为恶化。

25　什么是糖尿病黎明现象

黎明现象是指糖尿病患者清晨时血糖明显升高或维持正常血糖所需的胰岛素显著增多的现象。因为多在黎明时出现高血糖，故称为黎明现象。黎明现象产生的主要原因是午夜过后体内生长激素增多，血液中生长激素水平升高，血糖升高，需要较多的胰岛素来维持血糖在正常范围。正常人的胰岛细胞自动分泌较多的胰岛素，所以血糖保持正常值。糖尿病患者的胰岛细胞功能缺损，尤其是1型糖尿病患者凌晨血糖显著升高。2型糖尿病患者中亦可发生黎明现象。黎明现象临床上应与苏木杰现象相鉴别，两者的处理原则完全不同。黎明现象需要增加胰岛素的用量，以控制清晨出现的高血糖现象，而苏木杰现象则要减少胰岛素用量以防止低血糖的发生。

小贴士

苏木杰现象与黎明现象的鉴别：具体做法是，患者可从夜间 0 点开始，每隔 2 小时测一次血糖，直至第二天早晨。如果在黎明前后发现有低血糖（血糖 <3.3mmol/L），则为“苏木杰现象”；如果此间没有低血糖发生，血糖渐次升高，则为“黎明现象”。

26　同是高血糖，处理却迥异

由于引起“苏木杰现象”和“黎明现象”的原因截然不同，前者是因降糖药用量过大引起低血糖之后，血糖反跳性增高；后者是胰岛素用量不足引起的空腹血糖升高，所以两者的处理原则完全不同。

如属于“苏木杰现象”，其处理应当是减少晚餐前（或睡前）降糖药用量，并适当加餐。有些患者甚至包括一些经验不足的医生，一看见血糖高，就认为是胰岛素或降糖药的用量不足，不加分析地增大降糖药物的用量，其结果使“苏木杰现象”越来越严重，空腹血糖不降反升。如果患者单凭早晨空腹血糖高，就盲目加大胰岛素剂量，导致了“低血糖昏迷”，其教训深刻，很值得糖尿病患者和医生关注。

由此可见，不少糖尿病患者平时只查空腹血糖，并以此作为了解病情和调整药量的依据，这是不妥的。且不说空腹血糖并不能完全代表全天的血糖控制水平，而且，如不注意分辨，有时它还可能造成某种假象而误导治疗。由此，我们不难看出全天候的血糖监测是多么重要，否则很容易被一些假象所蒙蔽，从而导致误诊、误治。

27　低血糖反应的表现有哪些

低血糖反应的症状一般出现得非常快，大部分人可能只会出现下列症状的一个或两个。

头晕、头痛、心慌、手抖、过度饥饿感、出汗、面色苍白、打冷战、行为改变或异常（如烦躁、哭喊、易怒、富有攻击性），口唇麻木、针刺感、全身乏力、视物模糊；严重者可能出现神志不清、全身抽搐、昏睡甚至昏迷，危及生命。

这些症状中的某一种症状的出现均表明您的血糖水平可能过低。虽然有些人即使血糖值降得很低也不会出现任何症状，或者血糖水平没有低于 2.8mmol/L（50mg/dl）就已经发生低血糖反应，但是由于低血糖发生迅速、无预兆性和对身体具有极大的危害性，所以必须立即进行治疗。

小贴士

低血糖发作时的应急处理：糖尿病患者无法预知何时会发生低血糖，不论在任何时间和地方，如在家中、办公室、大街上、驾车时或在沙滩上等，都有可能发生低血糖反应。一旦低血糖反应发作时，患者应立即放下手中的工作，尽快进食糖类食品或饮料。治疗一般低血糖反应的应急措施是食用含有 15 ～ 20 克葡萄糖的食物或饮料。

28　糖尿病患者易出现低血糖

正常人的血糖水平稳定于一个较小范围内。当人体血液中葡萄糖水平过低，静脉血浆葡萄糖低于 2.8mmol/L（50mg/dl）引起一系列临床症状时称为低血糖症。大脑是“吃糖”大户，因为葡萄糖是脑组织活动的

主要能源。脑组织活动须依赖源源不断的血糖供应，因此反复发作低血糖或低血糖持续时间较久均会引起大脑功能障碍。中老年糖尿病患者低血糖时易诱发心律失常、心绞痛、心肌梗死、脑血管意外等严重后果。

29　糖尿病低血糖的预防措施

低血糖反应是糖尿病治疗不当的反应之一。它并不可怕，只要早期发现，及时治疗，可以迅速缓解。但延误治疗会导致严重后果。因此，所有糖尿病患者及其家属都应警惕低血糖反应并熟识其症状以及自救方法。

（1）在医生指导下每日使用适量的降糖药治疗，并定时检测血糖，及时调整药物剂量，切不可随意增加降糖药量。

（2）按时定量进餐，保持生活起居有规律。当不得已须延迟进餐时应预先进食适量的饼干或水果等。

（3）当进行较长时间的活动如郊游等，应随身带含糖食物，在活动结束后可适当增加饭量或适当减少胰岛素（或口服降糖药）用量。

（4）易发生低血糖者应随身携带含糖食品如硬糖或方糖数颗、饼干数块等，以备低血糖发作时立即服用。要记录低血糖发生的时间、次数，与药物、进餐或运动的关系以及症状体征等，以便把握其发生的一些规律，以利于预防，同时及时向医生反映，以便调整治疗方案。

30　判断血糖的高低忌跟着感觉走

判断血糖的高低不能跟着感觉走，因为这样做并不可靠。许多糖尿病患者都自信自己有特异功能，能够凭感觉判断什么时候血糖高，什么时候血糖低。虽然不排除有对的时候，但这一结果并不总是值得信赖。有学者曾经在糖尿病患者中间做过一个实验，当他们的实际血糖水平已经升高或降低时，他们本人却一无所知。当问他们：“你知道现在的血糖

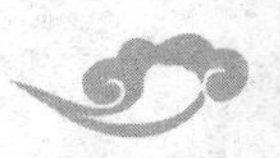

水平是多少吗？”结果没有一个人能准确地估计出来，也说不清自己的血糖是什么时候开始升高或降低的。从另一方面讲，许多人确实能够预感什么时候自己的血糖水平是低的，或者至少在血糖水平下降比较快的时候能够感知。但是，如果血糖水平持续高时，感觉就会出错。当血糖依然很高时，患者却经常会误认为它已经降低。由于治疗方案主要是参照血糖水平制定的，所以在注射胰岛素、运动或开车之前，还是要做一下血糖检测，有了客观依据心里才能踏实，而只靠感觉往往是要误事的。

31　糖尿病患者易患冠心病

糖尿病是冠心病的危险因素。此外，糖尿病患者并发冠心病时，冠心病的某些临床症状出现得较迟或被掩盖。因为糖尿病性神经病变可累及神经系统的任何一部分，特别是神经末梢，当患者的神经末梢受损时，痛阈升高，即使发生了严重的心肌缺血，疼痛也较轻微而不典型，甚至没有心绞痛症状，无痛性心肌梗死的发生率高，而且休克、心力衰竭、猝死的并发症也较多，预后较严重。因此，糖尿病患者应在医生指导下定期到医院检查心脏，预防冠心病的发生。

32　糖尿病患者易患高血压病

现代医学把糖尿病、高血压病、高脂血症、肥胖症等统称为代谢紊乱综合征。糖尿病合并高血压的患者不仅存在小血管病变，同时还有大血管病变，并且极易发生心肌梗死、脑血管意外以及周围血管疾病，加速肾脏病变和视网膜病变的发生和发展，增加糖尿病患者的病死率。糖尿病患者伴发高血压病的发病率为非糖尿病患者的 2 倍，且高峰比正常人提早 10 年出现，而伴有高血压病者更易发生心肌梗死、脑血管意外及末梢血管病，并加速视网膜病变及肾脏病变的发生和发展。

33　高血压与糖尿病互相影响

高血压与糖尿病互相影响、互为因果。有人把高血压比作“无形杀手”，特别是糖尿病患者，往往有血糖高、血脂不正常、血黏稠度也高，再加上高血压，血管进一步收缩变窄，很容易发生阻塞或出血。阻塞的结果就是脑血栓、脑梗死、心绞痛、心肌梗死、下肢溃烂……国外研究发现，对于2型糖尿病来说，高血压的危害甚至比高血糖更加严重。所以糖尿病患者必须十分注意，经常监测血压的变化。即使血压不高，每3个月也必须监测血压1次。糖尿病患者在使用降压药之前，必须注意生活习惯的改善，包括多进食高纤维低脂少钠饮食、减肥、忌烟酒等，如果采取这些措施后血压仍高于140 / 90mmHg时，应立即服用降压药。如果用了药血压还高，那就需要换药或者加药，务必使血压保持在140 / 90mmHg以下的水平。

34　糖尿病患者易患肺结核

糖尿病患者为罹患肺结核的高危人群，其患肺结核的相对危险性可提高3～4倍。老年人患肺结核与糖尿病的关系更是密切,两病一旦并存，相互影响，形成恶性循环，会给治疗带来很大困难。两病并存时肺结核常难以控制，容易发展成为慢性排菌性肺结核，进而加剧结核病的流行。在糖尿病和肺结核的相互影响中，以糖尿病对肺结核的影响更为重要，临床上亦是以先患糖尿病后并发肺结核为多见。而抗结核药物还有可能导致糖尿病失控，造成抗结核药物选择上的困难，使肺结核得不到及时、有效的治疗。如果肺结核恶化，则又可加重糖尿病，影响糖尿病的治疗效果。所以糖尿病患者宜预防肺结核，如有盗汗、咳嗽等症状时，则应引起高度重视，力争早期发现，早日治疗。

35　糖尿病患者易患口腔疾病

口腔疾病是糖尿病常见的并发症之一。高血糖会导致微血管病变，而口腔、面部血管分布丰富，因此在患糖尿病后，常引起口干、口唇黏膜灼痛、舌面干燥、味觉改变等症状。而且糖尿病患者患牙周疾病的概率也会大大增加，常会有牙龈（俗称“牙肉”）充血肿胀、牙石沉积、牙齿松动脱落等症状。调查结果显示，糖尿病患病时间越长，口腔疾病发病率越高。因此，糖尿病患者应作为口腔保健的重点人群，在控制血糖的同时，加强牙周病、龋齿、牙髓炎等的防治。

36　糖尿病血糖稳定不要随便停药

各类中西药、保健品、食品以及其他糖尿病防治手段都无法根治糖尿病，只能控制血糖，延缓糖尿病并发症的发生。如果已经用药的糖尿病患者任意停用药物，血糖将会很快回升。因此，多数中晚期的患者都必须长期服药或打针治疗。早期的患者没有服用过药物和用过胰岛素的，如果病情较轻，经专科医生诊断指导，可通过改变生活习惯、控制饮食、加强运动以达到控制血糖的目的。

37　糖尿病不宜拒绝胰岛素

许多糖尿病患者都不愿意打胰岛素，不光是怕打针麻烦，更多是怕一打胰岛素就撤不下来。其实胰岛素治疗是一种很好的疗法，它能有效地控制血糖，保护胰岛功能，防止或延缓并发症的发生，而且副作用小。目前世界各地都在放宽胰岛素治疗的指征。胰岛素的应用更主要的是病情的需要。有些患者胰岛功能破坏已比较严重，胰岛素分泌严重不足，不注射胰岛素已不能控制血糖，另外有些患者存在某些并发症，不适合口服药物治疗，这时使用胰岛素治疗就是必然的。现在，多有主张发病

早期就使用胰岛素的。胰岛素的剂量应在医生指导下有计划地监测胰岛素注入量与血糖水平的关系而确定下来，不能自以为是地注入。在使用胰岛素之后，可以改用药物。

38 糖尿病用药时应查肝肾功能

糖尿病患者用降糖药前应检查肝肾功能。因为糖尿病患者患病前有肾炎史的较多，有饮酒史的也较多。在肝功能异常时，不能用某些口服降糖药，如双胍类及胰岛素增敏剂，否则有可能导致肝功能衰竭。许多降糖药在肝内代谢，经肾排出，如果肾功能不良，会使药物在体内蓄积，造成过量。因此肾功能不良时，许多从肾排出的磺脲类及双胍类降糖药不能用，此时应慎重选药。同时在用药的过程中，应每 2 ～ 3 个月后复查肝、肾功能，以了解它们的副作用情况，防止出现功能障碍。

39 糖尿病为什么会有出汗异常

刘师傅近来经常出现肋下胀痛、食欲缺乏、胸闷，而且近段时间天气不是很热，刘师傅也经常有不明原因的大汗淋漓。当医生给他检查身体时，发现腹部并无任何异常，但皮肤却偏湿。后来医生问刘师傅：“您患有糖尿病吗？”刘师傅回答说：“没有。”经进一步检查，发现刘师傅确实患了糖尿病。于是，医生告诉刘师傅说：如果皮肤出现不明原因的多汗现象，其中就有可能是糖尿病的报警信号，因为血糖代谢率增高是多汗的原因之一。所以，当临床碰到皮肤多汗时，不要忘记查查尿糖、血糖和相关项目，力求及时发现糖尿病。

大汗淋漓是糖尿病自主神经病变的一种表现，由于控制出汗的神经功能出现障碍，患者好出汗，有的患者诉说，一动就出一身汗，吃饭、说话、睡觉时满身是汗。有时出汗部位不均一，如不少患者是身上、脸上好出

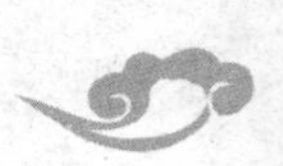

汗，四肢汗不多。有的患者是半身出汗，另半身不出汗，等等。也有的病人是不出汗，怕热，甚至体温升高。出汗多虽然不是什么大毛病，但也会让患者感觉不舒服，因而需要治疗。最好还是防患于未然，也就是说，最好是控制好糖尿病，不发生自主神经病变。这就要求首先做好饮食控制、体育锻炼和降糖治疗，长期保持良好的血糖控制。一旦出现经常性大汗淋漓的症状，也不要紧张、焦虑，因为出汗对身体的损害并不大，越是紧张汗就越多。如患者正处在更年期，可以用谷维素等类药物。如果大汗淋漓，可试用收敛剂，使汗出得少些，如己酮可可碱、山莨菪碱等。中医进行分型辨证施治，治疗多汗或无汗往往可收到良好效果。

40 糖尿病患者血脂容易不正常

糖尿病患者血脂容易不正常，主要表现在胆固醇和三酰甘油水平升高，低密度脂蛋白该低不低，高密度脂蛋白该高不高，结果造成高血压、动脉粥样硬化及心脑血管病增多，严重者造成患者死亡。此外，血脂异常症患者肥胖、高血压、痛风、肝胆及胰腺疾病的发生率也增高，必须加以防治。血脂异常症的主要预防方法，首先应该是改变不健康、不科学的生活方式，减少食物中总热量特别是高糖、高三酰甘油和高胆固醇食物的摄取，戒烟并少饮酒，增强体力活动，避免或者逆转肥胖。经常参加锻炼对减肥和调脂也十分重要。另外，定期查体以及早发现并有效治疗血脂异常症也是重要的一环。当饮食疗法和运动疗法还不能使血脂基本正常时，则应采用药物治疗。目前尚未发现一种完全满意的调脂药，调脂药多需长期甚至终身服用。

41 高血黏对糖尿病患者的危害很大

影响血液黏稠度的因素很多，包括血细胞因素（如红细胞数量、大小和形态，血小板功能)、血浆因素（如血浆蛋白质、血糖、血脂、纤溶活性）以及血管因素（如血管长度、口径和血管内壁黏稠度)。血液黏稠度长期处于增高状态时，可发生高黏滞血症，简称高血黏。高血黏对糖尿病患者的危害很大，可引起血液淤滞、供血不足、血管损伤、局部缺氧缺糖和酸中毒，最终加速糖尿病大血管、微血管及神经并发症的发生和发展，所以不得不防、不得不治。

高血黏的防治包括饮食疗法，清淡、低脂、低糖饮食，多吃鱼肉、瓜菜、黑木耳、蒜、茶等。适当锻炼可增强心肺功能，降低血黏。高血黏者必须戒烟，因为吸烟可使血管收缩，血黏加重。如果采取了这些措施后高血黏的问题还不能解决，就应该采取药物疗法。首先要降糖、降压、调脂以利于降黏，同时还可使用有降黏作用的中西药物，使血液的黏稠度保持在基本正常的水平。

42　糖尿病不应只关注血糖

有些糖尿病患者，往往仅重视升高的血糖，其他危险因素则常常忽略，总认为只要把血糖控制好就可以了。事实上糖尿病常常聚集了很多重大血管病变的危险因素，除高血糖外，尚有高血压、肥胖症、高黏血症、心脏功能紊乱等。高血糖只是诸多原因之一而已。这些危险因素并非相互独立，而是彼此密切相关，有些危险因素还相互作用，进一步增加了心血管疾病的危险性。有关部门统计数字表明，糖尿病患者患心脏病的概率是普通人的3~4倍。可见，如果只注重血糖的控制而忽略了其他，还是避免不了并发症的发生。

43　糖尿病要药物治疗、日常调养两手抓

当前在糖尿病防治方面，普遍认为有病吃药是天经地义的事情，其

他无关紧要，这是因为对糖尿病的治疗机制还没有真正理解所形成的误区。其实得了糖尿病光靠吃药是不行的，因为这种疾病和饮食、运动、情绪、生活习惯都密切相关。事实上每个糖尿病患者得病的原因是多方面的，且个体也存在相当大的差异，而药物作用却只有一种机制，面对千差万别的糖尿病受体，如何能让每个人都取得一样的治疗效果呢？一些糖尿病患者不但不能坚持科学饮食和合理运动，就连吃药也不能很好地坚持，再加上沉重的思想负担，最终不但没有得到很好的效果，反而带来了严重后果。

44 糖尿病如何改善和提升 pH

糖尿病患者体液越倾向酸性越容易得并发症，pH 每下降 0.5，胰腺功能就会退化 10% ～ 30%。我们可以根据 pH 判断一个糖尿病患者是否得了并发症？什么时候会得并发症？什么时候能摆脱并发症？什么时候不再会得并发症，等等。

pH 是人体酸碱度的标志。人体的 pH 一般在 5.0 ～ 8.2。健康人的 pH 应在 7.35 ～ 7.45。糖尿病患者的 pH 都低，呈酸性。当 pH 在 5.0 时，糖尿病患者基本上都伴有并发症；pH5.0 ～ 5.5 随时可能产生并发症；升到 6.0 以上，一般可以摆脱并发症；要是能达到 6.5 以上，想得并发症都不容易。所以，要避免并发症就要千方百计地把糖尿病患者体液的 pH 提升上来。

这是什么原理呢？我们身体的 70% 左右是水分。构成细胞内液和外液的水分我们称为体液。体液呈弱碱性或中性时，体内所有的酶都活跃了起来，各器官就处在正常、健康的工作状态，人体防病抗病能力就会大大增加，不容易得病；当体液呈酸性时，身体所有的酶都不易活跃、不愿工作了，包括免疫系统在内的功能活性都会下降。器官的生理功能就会退化，人就容易得病。

45 什么是“B细胞休息”

“B细胞休息”是近年来提出的一个新概念。2型糖尿病患者的B细胞在长期高血糖影响下，可出现对葡萄糖刺激的不敏感，并出现不可逆的损伤，从而形成高血糖，导致B细胞功能下降，再导致高血糖的恶性循环。“B细胞休息”是指采用抑制B细胞分泌或减少B细胞分泌压力的手段使B细胞休息，从而促使B细胞功能恢复，达到延缓糖尿病自然病程的进展和稳定糖尿病病情的作用，主要措施是通过用外源性胰岛素使血糖恢复正常。

所以，2型糖尿病患者虽然多用口服降糖药治疗，但在某些情况下，也需要使用胰岛素，如妊娠、严重急性并发症、感染或手术时都需要短期使用胰岛素治疗。此外，如果口服降糖药治疗时血糖控制不理想，也应尽快和胰岛素联合应用或完全改成胰岛素治疗，使患者胰岛细胞得到休息，胰岛的功能得到部分的保留。在胰岛素治疗一段时间以后，这部分患者可以停用胰岛素而改用口服降糖药；当然，如患者的胰岛细胞已完全衰竭，即使让B细胞休息也不能使其功能恢复，则需要长期使用胰岛素治疗了。

46 糖尿病和体重之间有什么关系

许多糖尿病患者随着病情的发展，体重也会有变化。患者就诊时，专科医师会询问患者体重的变化。定期测量体重的增减也是观察病情的指标之一。计算标准体重，就是了解自己是消瘦者还是超重了，是否需要限制饮食减轻体重，或增加饮食增加体重。理想的体重有利于病情控制，提高生活质量，故体重不可太低，也不能超重。

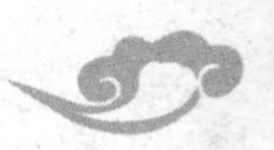

标准体重（单位：千克）

成人男性标准体重＝［身高（cm）－100］×0.9

成人女性标准体重＝［身高（cm）－100］×0.85

儿童标准体重＝年龄 ×2 ＋ 8（1.3m 以上的按成年人体重计算）

正常体重：标准体重 ±10% 以内

超重：超过标准体重 10% ～ 20%

肥胖：超过标准体重 20%

减轻：低于标准体重 10% ～ 20%

消瘦：低于标准体重 20% 以上

一般来说，超过标准体重的 10%，称为超重；而超过 20%，就属于肥胖了。肥胖又根据超过标准体重的程度而分为：轻度肥胖（超重 20%）、中度肥胖（超重 30%）和重度肥胖（超过 50%）。但是对健美运动员而言，即便体重超过 20%，亦不属于肥胖范畴。

小贴士

据统计，在 2 型糖尿病患者中有 70% 的人属于超重或肥胖人群，而另 30% 属于正常体型或消瘦。另外，在治疗糖尿病时，体型对于治疗用药也有着重要影响，这是由降糖药的特点和作用机制不同造成的。目前治疗 2 型糖尿病的药物主要有磺脲类、双胍类、胰岛素制剂等，有的降糖药会促进血糖的代谢利用而使体重增加，有的药则会影响食物的消化以及糖的吸收而使体重减轻，针对占糖尿病多数的肥胖患者，能减轻体重的降糖药是他们的首选。

二、食物是最好的降糖药

在中医药理论中,“药”与“食”本是同源的,许多食物本身也是药物。需要说明的是，食物能够在一定程度上控制血糖，但对于糖尿病患者来说，单纯使用食物治疗是不行的，治疗要以药物为主，食物为辅，将药物和食物结合起来，才能获得较为明显的疗效。另外，选择降糖食物时，一次没必要吃得过多，关键在于长期食用。比如黑芝麻、葱、洋葱、胡萝卜等食物，有助于改善因少吃淀粉食物而造成的乏力等症状，并能降低血糖，其中葱还能增强人体对蛋白质的利用。黄鳝能够改善血糖代谢，降低血糖。柚子含有胰岛素样物质，有类似胰岛素的作用，可以调节体内的血糖水平，达到降血糖的目的。南瓜、魔芋、菠菜根、苦瓜等也含有降血糖成分，其中南瓜、魔芋还有饱腹充饥的作用。

47　苦瓜——清热解毒，除烦止咳

苦瓜又叫凉瓜，原产于印度尼西亚，大概在宋代传入我国。苦瓜虽具有特殊的苦味，但仍然受到大众的喜爱。苦瓜的苦味不轻易传给“别人”，如用苦瓜烧鱼，鱼块绝不沾苦味，所以苦瓜又有“君子菜”的雅称。苦瓜的吃法很多且方便，可凉拌生食，也可煎、炒、煸、烧，荤素均宜。苦瓜可烹调成多种风味菜肴，可以切丝、切片、切块，可当辅料，也可单独入肴，一经炒、炖、蒸、煮，就成了风味各异的佳肴。我国各地的苦瓜名菜不少，如青椒炒苦瓜、酱烧苦瓜、干煸苦瓜等，都色美味鲜。

中医认为苦瓜能清热解毒，除烦止渴，可用于糖尿病的防治。现代

临床与动物实验也证明苦瓜具有降血糖作用，这是因为苦瓜中含有类似胰岛素的物质，它能促进糖分利用，使过剩的糖分转化为热量，苦瓜还能改善人体内的脂肪平衡，所以人们把苦瓜称为糖尿病患者理想的食疗食物。另有报道用苦瓜提取物(类胰岛素蛋白质或多肽)治疗糖尿病 61 例，有效率为 70.6%。药理研究证实，苦瓜浆汁对四氧嘧啶性糖尿病家兔，以及实验所致高血糖大鼠，均有降血糖作用。另外从苦瓜果实、种子和组织培养物中分离到的一种多肽，有很强和持久的降糖作用。所以，糖尿病患者不妨将苦瓜作为一种好的降糖药物加以食用。具体食用方法如下。

方法一：每天将 500 克苦瓜洗净去籽切碎，放入砂锅内，加水煎半个小时后分成两杯，午饭、晚饭前各服一杯。

方法二：为能长期食用苦瓜，可将苦瓜制成干品。先将苦瓜洗净，去籽，切成丝，放太阳下晒干，收入食品袋，注意防潮，留在秋冬季节食用。食时将瓜丝放冷白开水中泡软，去水，即可炒吃，泡瓜丝的水可饮用。如与辣椒、肉丝同炒，色香味俱全。

方法三：把苦瓜晒干研成粉，经常用水冲服，效果显著。此法对糖尿病可以起到很好的辅助治疗作用。

方法四：以鲜苦瓜做菜食用，每餐 100 克，一日三次。

小贴士

“拌苦瓜”可先用开水焯一下，再切成细丝，然后用酱油、麻油、葱、醋一起凉拌；干煸苦瓜可将苦瓜切成片，配以辣酱、豆豉等干煸而成，味苦而辣，醇香可口，是下饭的佳肴，用苦瓜炒辣椒是解暑除烦的一道有名川菜。有的中老年人不喜欢食用苦瓜，主要是因为味道太苦，所以在烹调时，不爱苦味者最好把苦瓜切断，盐腌片刻，即可除掉一半苦味。

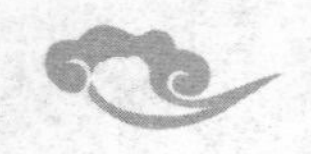

48　南瓜——降血脂，降血糖

南瓜又称倭瓜、饭瓜，很早传入我国，广泛栽种、食用，有“中国南瓜”之说。近年来的研究表明，南瓜中含有丰富的果胶和微量元素钴，果胶可延缓肠道对糖和脂质的吸收，微量元素钴是胰岛细胞合成胰岛素所必需的微量元素，因而常吃南瓜有助于防治糖尿病。实践也证实南瓜具有降低血糖、血脂的作用。具体食用方法如下。

方法一：取新鲜南瓜加入适量的水煮熟食用，每天两次，久见疗效。

方法二：取南瓜 50 克、海带 10 克和赤小豆 40 克，加水后煮沸，豆烂后即可食用，此方法对治疗糖尿病有一定疗效。

方法三：取绿豆 100 克洗净，将 2 000 克去籽带皮的南瓜洗净后切块与绿豆一起下锅，加水至没过南瓜，一同煮熟即可。食用南瓜绿豆汤，能起到降低血糖、通利大便的功效，并能代替主食，是一种较好的食疗方法。

方法四：将南瓜烘干研粉，每次可取 1 ～ 2 药匙（30 ～ 40 克），放入适量温开水中调匀后服用，每日 3 次，连服 15 天，然后可根据血糖下降情况，再适当增减南瓜粉的服用量。

小贴士

制作南瓜粉的主要步骤：选择成熟的南瓜，洗净后去皮去籽，切成细丝；将南瓜丝放入清水中浸泡 1 小时后取出、晒干；把南瓜丝放入烘箱（60 ～ 80℃烘 8 小时），或用铁锅炒脆；将松脆的南瓜丝磨碎，贮存于密封容器内备用。需要指出的是，南瓜虽然属于低糖食品，适于糖尿病患者食用，但这并不等于说可以长期大量食用。患者长期大量食用南瓜，因南瓜所含色素的排泄速度小于摄入速度，色素只能沉积于皮肤，会导致皮肤染黄。为此，专家提醒，糖尿病患者的膳食要讲究科学，南瓜的食用最好在医生的指导下进行，以免产生副作用。

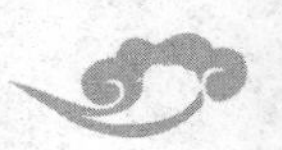

49 冬瓜——治疗糖尿病的佳品

冬瓜为葫芦科植物，产于夏季。为什么夏季所产的瓜，却取名为冬瓜呢？这是因为瓜熟之际，表面上有一层白粉状的东西，就好像是冬天所结的白霜，所以冬瓜又称白瓜。冬瓜在古代就是用来治疗糖尿病的，《近效方》记载："治疗消渴日饮水多、小便甜，有如脂麸片，日夜六七十起，冬瓜一只，黄连十两，将冬瓜截头去瓤，入黄连末，火中煨之，候黄连熟，布绞冬瓜取汁，一服一盏，日再服，但服二、三只，以差为度。"现代医学也认为冬瓜对糖尿病有一定的辅助治疗作用。具体食用方法如下。

方法一：取新鲜番薯叶和两倍于番薯叶的冬瓜 100 克，将两者切碎后加适量的水煮熟，然后食用即可，每天一次，坚持食用可见疗效。

方法二：将黄连和 3 倍于黄连的冬瓜放入适量的水中煎煮，熟后即可食用。

方法三：对于糖尿病引起的大渴引饮，也可用冬瓜捣烂绞汁，大量饮服。

方法四：冬瓜皮、西瓜皮各适量，加天花粉 12 克，水煎服，能辅助治疗糖尿病。

小贴士

中医认为冬瓜性寒，故久病的人与阴虚火旺者应少食。冬瓜是一种解热利尿比较理想的日常食物。其性质属于寒凉，而煮汤服食更甚。如要达到解暑清热、止渴利尿的作用，就需要煮汤（连皮更好）服食，但体弱肾虚病者食之会引起腰部酸痛。体胖之人欲得体瘦轻健者则可常食之。中医认为冬瓜属损精伤阳、不利于性功能的食物，强调男性不宜过量食用，如《本草经疏》说："冬瓜内禀阴土气，外受霜露之侵，故其味甘，气微寒而性冷利。"由此看来，性功能较差的男性还是以慎食为好。

50 西瓜皮——除烦热，止消渴

西瓜由于含果糖，在体内能转变成葡萄糖，引起血糖增高，加重病情。所以，糖尿病患者应忌食西瓜。不过，将家人吃过的西瓜皮（不要无籽西瓜、小西瓜），削去红肉和外层绿衣，剩下白肉部分，科学食用可治疗糖尿病。西瓜皮能除烦热、止消渴、解暑热、利小便，此法在《日用本草》《本草纲目》《本草备要》《饮膳正要》《丹溪心法》中均有记载。《现代实用中药》中介绍西瓜皮可“治肾炎水肿、糖尿病、黄疸，并能解酒毒。”西瓜皮还具有利尿排钠、降压利水的作用，临床治疗糖尿病兼有高血压、水肿的效果尤好。其用法如下。

方法一：用适量清水煮西瓜白肉部分，煮到白肉烂后捞出，取其汁液饮用，是很好的食疗方法。轻者连续饮 3 个月可稳定病情，重者自西瓜上市至西瓜淡季坚持服用，也有一定的功效。

方法二：西瓜皮 100 克，煎汤代茶饮，频服，一日一剂。

方法三：西瓜皮 30 克，冬瓜皮 15 克，天花粉 15 克，水煎服，日一剂。对糖尿病尿浑浊效果较好。

51 芹菜——散热祛风镇痛

芹菜分为旱芹和水芹。芹菜的根、茎、叶和籽都可以当药用，故有人称芹菜为“药芹”。其香气较浓，也称“香芹”。芹菜具有较高的药用价值，其性凉、味甘、无毒，具有散热、祛风镇静的作用。现代药理分析研究认为，芹菜中具有多种生理活性的物质：黄酮类物质、氨基酸、维生素 A、维生素 C、维生素 B_1、维生素 B_2、烟酸，等等。芹菜中糖类的含量很低，用芹菜作为药物治疗糖尿病自古有之，而且确实有一定疗效。芹菜中含有较多膳食纤维，能够阻挡消化道对糖的快速吸收，有降血糖作用，芹菜中的芹菜黄酮类物质可改善微循环，促进糖在肌肉和组织中

的转化，芹菜中的镁和硒也有降糖的作用。芹菜最适用于糖尿病及其并发的高血压、高脂血症、失眠、贫血等患者食用。具体做法如下。

方法一：取新鲜芹菜500克，捣烂取其汁液，加少量水冲服，一天3次，连服3个月，坚持使用即可见疗效。

方法二：新鲜芹菜60克，粳米50～100克。将芹菜洗净，切碎，与粳米入砂锅内，加水600毫升左右，同煮为菜粥。每天早、晚餐时，温热食。此粥作用较慢，需要频服久食，方可有效。应现煮现吃，不宜久放。此方具有固肾利尿、清热平肝的功效，适用于高血压、糖尿病患者食用。

小贴士

常吃芹菜可预防便秘。近年来，慢性便秘已成为影响现代人生活质量的重要病症。对于糖尿病患者而言，便秘是非常可怕的，因为便秘是造成糖尿病患者失明和心肌梗死的高危因素。这是因为糖尿病的病程较长，自主神经病变可导致顽固性便秘。人在用力排便时，血压水平比平时高一倍。糖尿病患者多有视网膜病变，瞬间的高血压可造成血管破裂，引起视网膜出血，导致失明。相当多的糖尿病患者伴有冠状动脉和脑动脉硬化，便秘可造成血压急剧升高，心脏负荷加大，诱发急性心肌梗死的概率大大增加。所以，糖尿病患者出现便秘时一定要找医生治疗。平时应该适当调整饮食，多吃富含纤维素的蔬菜，如芹菜等。对于长期顽固性便秘的患者，应减少便秘造成的危害。

52　洋葱——杀菌降血脂

洋葱是日常生活中的一种主要蔬菜。洋葱营养价值高，含有蛋白质、糖类、维生素C、钙、铁、磷等多种营养成分。洋葱还有大蒜素等含硫化合物与硒等抗氧化物质，具有杀菌、增强免疫力、降血脂及促进胃蠕动的功效。洋葱还是一种防癌抗癌的佳品，是目前所知的最有效的抗癌物质之一。中医认为洋葱性温，味辛辣，具有温肺化痰、健胃消食、行气宽中、解毒杀虫等功效。现代研究表明，洋葱含有一种类似甲苯磺丁脲的物质，能选择性地作用于胰岛 B 细胞，促进机体胰岛素分泌，从而发挥显著的降血糖作用。洋葱可抑制高脂肪食物引起的血胆固醇升高，防止 α- 蛋白下降，还可提高纤维蛋白溶解活性，溶解血栓，从而可减慢或防止动脉粥样硬化发生。洋葱所含的烯丙基二硫化物及少量含硫氨基酸有降脂功能，还可预防动脉粥样硬化，对动脉血管有保护作用。中老年人经常吃洋葱可以防止高脂血症、动脉硬化、脑血栓、冠心病的发生和发展。国外常用洋葱治疗糖尿病，在我国用洋葱食疗辅助治疗糖尿病已取得良好的疗效。具体食用方法如下。

方法一：用洋葱 50 ～ 100 克水煎服，也可做菜食用。

方法二：用洋葱泡葡萄酒，每日 2 次，每次 25 毫升，可以辅助治疗糖尿病。

方法三：每餐可炒食 1 ～ 2 个，一日两次，炒时以嫩脆为宜，不可煮烂或久煮，防止药效丧失，久服有效。

方法四：洗净一个洋葱，剥去外皮切成薄片，放微波炉加热 2 ～ 3 分钟，再将洋葱放到容器里，加入 5 大汤匙食用醋，然后放于冰箱中。第二天早晨即可食用。每天早餐用这种洋葱佐餐，可有效降低血糖，并使体重减轻。

小贴士

洋葱不宜与海味食物同食。海味食物含有丰富的蛋白质和钙，而洋葱、菠菜、竹笋等蔬菜含有较多的草酸。食物中的草酸会分解、

破坏蛋白质，还会使蛋白质发生沉淀，凝固成不易消化的物质。海味中的钙还会与蔬菜中的草酸结合成一种不溶性的复合物，这种复合物不仅会刺激胃肠黏膜，损害黏膜上皮细胞，影响人体的消化吸收功能，还可能沉积在泌尿道，形成草酸钙结石。

53 空心菜——通便解毒

鲜嫩青绿的空心菜清香淡雅，滑脆爽口，容易消化，且营养价值较高，属于甲级蔬菜类，为夏秋季节主要绿叶菜之一，适合中老年人和小儿食用，被誉为“南方奇蔬”。空心菜抗病、抗虫能力很强，生长过程中不需施喷农药，为近年备受推崇的“安全蔬菜”和“绿色食品”。

空心菜中粗纤维的含量较丰富，这种食用纤维是由纤维素、半纤维素、木质素及果胶等组成，嫩梢中的蛋白质含量比同等量的西红柿高 4 倍，钙含量比西红柿高 12 倍多，并含有较多的胡萝卜素，具有促进肠蠕动、通便解毒的作用。空心菜菜汁对金黄色葡萄球菌、链球菌等有抑制作用，可预防感染。因此，夏季如经常吃，可以防暑解热、凉血排毒、防治痢疾。空心菜属碱性食物，食后可降低肠道的酸度，预防肠道内的菌群失调，对防癌有益。研究证实，空心菜的叶子中除富含纤维素、维生素和矿物质外，还含有类胰岛素样成分，常食用有较明显的降糖作用，可以帮助 2 型糖尿病患者控制血糖。中医认为空心菜能清热解毒，凉血，利尿消肿，和胃行气，对鼻衄、便秘、便血、糖尿病、淋浊、痔疮、夏季热、痈肿、带状疱疹、白带、蛇虫咬伤、龋齿痛等有辅助治疗作用。

小贴士

食用空心菜时，最好挑选茎叶比较完整、新鲜细嫩、不长须根的。

空心菜买回后，很容易因为失水而发软、枯萎，炒菜前将它在清水中浸泡约30分钟，就可以恢复鲜嫩、翠绿的质感。空心菜宜旺火快炒，避免营养流失。空心菜属于性寒食物，具有润滑肠道的作用，因此体质虚弱、脾胃虚寒、腹泻的人不宜多食。

54 魔芋——能有效降低餐后血糖

魔芋是许多人喜欢食用的食物，以魔芋块茎加工制成的魔芋豆腐、黑豆腐等多种菜肴，别有风味，在我国南方几乎家喻户晓。魔芋具有奇特的保健作用和医疗效果，被人们誉为“魔力食品”，有“不想胖，吃魔芋；要想瘦，吃魔芋；要想肠胃好，还是吃魔芋”的说法。魔芋的吃法较多，烧、焖、炒、蒸是最常用的烹调方法。

魔芋之所以宜于糖尿病患者食用，是因为魔芋为低热量食物，且其中的成分葡萄甘露聚糖吸水膨胀，可增大至原体积的30～100倍，因而食后有饱腹感，是理想的减肥食品。另外魔芋能延缓葡萄糖的吸收，有效地降低餐后血糖，从而减轻胰腺的负担，使糖尿病患者的糖代谢处于良性循环，不会像某些降糖药物那样使血糖骤然下降而出现低血糖现象，因而魔芋精粉及其制品都是糖尿病患者的理想降糖食品。

魔芋忌生食。“魔芋有小毒”，就魔芋全株而言，以根头毒性最大，需经化学方法加工或用石灰水漂煮后，再烹调成菜肴或制成食物，一般情况下，不宜多食，在食前必须经过去毒。魔芋若不慎或误食引起中毒，其症状为喉舌灼热、痒痛、肿大。此时须立即采取解毒法，饮服稀醋或鞣酸、浓茶、蛋清；或用食醋30～60克，加生姜汁少许，内服或含漱。任用上述中的一法，均可奏效。魔芋去毒后可供烹饪做菜，也可晒干成魔芋片，或磨成魔芋干粉。市场上已有加工好的魔芋粉，购买时注意质量鉴别。

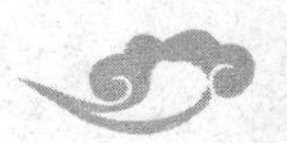

55 咖啡——常饮预防糖尿病

咖啡有助消化，特别是在吃多了肉类的时候，可使胃液分泌旺盛，促进消化，减轻胃的负担。因为咖啡因有分解脂肪的功效，所以吃过高热量的食物后，必须要喝些咖啡。每天喝几杯咖啡，就可预防糖尿病，这是哈佛公共健康学院的学者们得出的结论。科学家研究还发现，每天喝 3 ～ 4 杯咖啡的女性，其糖尿病发病率降低了 29%，每天喝 10 杯以上的人则降低了 79%，而在男性中，这两个数字则为 27% 和 55%。目前，科学家还不清楚喝咖啡和糖尿病之间的关系，他们推测可能是咖啡中的某种化合物抑制了人体内糖的转运过程。此外，咖啡中含有一定的镁，能影响肠道缩氨酸的分泌，这些物质都有一定的降糖作用。每天坚持喝咖啡对那些过度肥胖的人也十分有益。但需要说明的是，糖尿病患者禁忌过量饮用咖啡。

56 蚕蛹——含人体必需的 8 种氨基酸

蚕蛹的营养价值极高，蛋白质含量在 50% 以上，远远高于一般食品。蚕蛹蛋白质由 18 种氨基酸组成，其中人体必需的 8 种氨基酸含量很高。蚕蛹中的这 8 种人体必需的氨基酸含量大约是猪肉的 2 倍、鸡蛋的 4 倍、牛奶的 10 倍，非常适合人体的需要，是一种优质的昆虫蛋白质。

蚕蛹中不饱和脂肪酸的含量非常丰富，约占总脂肪的 72.5%。不饱和脂肪酸对于维持人体正常的生理功能有着极为重要的作用，可以保证细胞的正常生理功能，降低血中胆固醇和三酰甘油，降低血液黏稠度，改善血液微循环，直接增强细胞活力，增强记忆力和思维能力。蛹体内还含有磷脂、多糖、胆甾醇、植物甾醇、麦角甾醇、肾上腺素、去甲肾上腺素、腺嘌呤、次黄嘌呤、胆碱和多种蛋白激素，如促前胸腺激素、滞育激素以及大量维生素 A、维生素 B_2、维生素 D、叶酸和丰富的钾、钠、

钙、镁、铁、铜、锰、锌、磷、硒等微量元素，使其营养保健功能在各类营养食品中独树一帜。

据《本草纲目》记载:“蚕蛹可治疳瘦，长肌，退热，除蛔虫，止消渴。”现代研究表明，蚕蛹对机体糖和脂肪代谢能起到一定的调节作用，对糖尿病患者具有辅助治疗作用。还可以很好地降血脂、降胆固醇，对辅助治疗高胆固醇血症和改善肝功能有显著作用。具体食用方法如下。

方法一：蚕蛹 20 枚洗净，用植物油翻炒至熟，也可将蚕蛹加水煎煮至熟。炒的可直接食用，煮的可饮用药汁。每日 1 次，可连用数日。本方可调节糖代谢，主治糖尿病及合并高血压病。

方法二：带茧蚕蛹 10 个，粳米适量。用带茧蚕蛹煎水，取汁去茧；然后加入大米共煮成粥。益肾补虚，止渴。可作早、晚餐服食。

57 山楂——健脾胃，消食积

山楂作为人们喜爱的一种果品，不仅酸甜可口，而且有着较高的营养价值，其营养素含量较为丰富，尤其是维生素 C 的含量很高，在各类水果中名列前茅。同时，山楂还是各种有机酸的良好来源。不仅如此，山楂的药用价值更受关注。中医已有“山楂健脾胃、消食积、散瘀血、驱绦虫”之记载，现代医学研究更是提供了食用山楂能降低血脂、降低血糖的证据。

然而，必须提请注意的是，如果人们因此盲目大量进食山楂，则可能难收食疗之效，更有可能产生不良反应。一分为二地看待山楂才是科学的做法，这对糖尿病患者尤为重要。首先，山楂含糖量较高，25%的糖分含量使其跨入“高糖”水果层。因此，对糖尿病患者而言，大量进食山楂并不合适。在临床工作中曾遇到有糖尿病患者为求降脂、降糖，一味大量进食山楂，导致血糖出现大幅度波动的情况。

鉴于此，糖尿病患者如果要吃山楂降血糖，每日推荐量以不超过100克为宜，并应于两餐之间进食，或将山楂泡水后饮用山楂水。同时，应注意在额外增加100克山楂后可减少半两主食，以求总能量恒定。对于部分糖尿病患者，进食山楂前后自测血糖，很有必要。另外，很多糖尿病患者伴有胃动力减弱，甚至出现胃排空障碍。部分患者伴有餐后反酸、烧心等胃食管反流问题或胃溃疡。大量进食山楂会导致胃酸分泌增多，加重胃溃疡、胃食管反流等症状。因此，胃动力障碍明显或伴有胃炎、胃溃疡、胃食管反流症的糖尿病患者不宜大量进食山楂。

58 樱桃——健脾和胃，祛风湿

春末夏初，是樱桃上市的季节。超市的货架上，路边的水果摊，一串串红彤彤的樱桃在身边闪动，让人食欲大增。从营养角度来说，樱桃含有丰富的维生素和微量元素。它含铁丰富，每百克含铁量最高可达11.4毫克，远远超过此时节其他水果。中医认为樱桃具有调中益气、健脾和胃、祛风湿、润肤增白、去皱消斑的功效。科学家研究还发现樱桃会成为糖尿病辅助治疗的一部分。这种甜酸的水果中含有一种促进胰岛素分泌的化学物质。这种化学物质叫作花青素，天然存在于樱桃内，使其出现鲜艳的红色。花青素是其他有鲜艳红色、蓝色、紫色的水果、蔬菜、花的着色机制。含有这种化学物质的水果可以减少心脏病发病。糖尿病可能也是如此。研究者从樱桃中提取出花青素，并从啮齿类动物体内取出制造胰岛素的胰腺细胞，检测花青素对这些细胞的作用。接触花青素后，细胞的胰岛素生成会升高一半。樱桃的食疗方法如下。

方法一：鲜樱桃500克，米酒1 000毫升。樱桃洗净置坛中，加米酒浸泡，密封，每2～3日搅动1次，15～20天即成。

方法二：选个大、味酸甜的樱桃，1 000克左右，洗净后分别将每个

樱桃切一小口，剥去皮，去核；将果肉和砂糖一起放入锅内，上旺火将其煮沸后转中火煮，撇去浮沫涩汁，再煮；煮至黏稠状时，加入柠檬汁，略煮一下，离火，晾凉即成。

方法三：将樱桃放入容器中，再放入冰箱冷冻室，可在一年四季长时间保存，而使维生素保持得很好。冬季吃完火锅，吃几枚冻樱桃，可以帮助消化、解除油腻。

59　山药——治脾虚泄泻

山药营养丰富，自古以来就被视为物美价廉的补虚佳品，既可作主粮，又可作蔬菜，还可以制成糖葫芦之类的小吃。山药的食用价值，一方面在于它的营养，另一方面在于它的药用价值。山药可以入药，治疗许多疾病。由于干山药补而不滞，不热不燥，所以是中医常用的药物和滋补佳品。

中医书籍讲“山药健脾、补肺、固肾、益精。治脾虚、泄泻、疗消渴、遗精带下、小便频数”。据资料介绍，山药有降血糖作用。中药古方治消渴（糖尿病）也往往辨证加山药，这都说明糖尿病患者常吃山药有益，当食不当药，食疗更有效。《本草经读》记有：“山药能补肾填精，精足则阴强……凡上品俱是常服食之物，非治病之药，故神农另提‘久服’二字。”具体食疗方法如下。

方法一：将鲜山药120克洗净后用锅蒸熟，在饭前一次吃完，每日食用两次。

方法二：将山药水煮成粥，早、晚各服一碗；也可将干品研粉，开水冲成糊状，上火略煮，每次服一小碗。

方法三：取鲜山药100克，洗净切块，粳米100克，一同水煮为粥即可。此粥对糖尿病有一定疗效，还具有强身健体的功效。

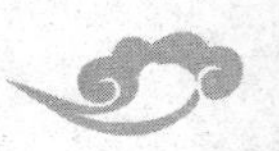

需要说明的是，山药治糖尿病多用配方，不宜单用，而其用量为9～18克。当食物吃，治糖尿病一次不宜过多，因山药含淀粉、糖蛋白和自由氨基酸。也就是说山药是食物薯类，要常吃、少吃。在此提醒糖尿病患者，在临床上曾有糖尿病患者过量贪食山药，糖尿病反而加重的病例。

小贴士

山药宜去皮食用，以免产生麻、刺等异常口感。另外加工山药时最好戴上手套，因为山药皮可引起皮肤轻微过敏。如果加工时出现手发痒，只要把双手放进撒了盐或醋的温水中，一会儿就好了。或者直接把醋倒在过敏的地方就可以祛痒。食用山药一般无明显禁忌证，但因其有收敛作用，所以患感冒、大便燥结及肠胃积滞者忌用。凡有湿热、实邪者忌用本品。

60 荔枝核——行气散结，祛寒止痛

荔枝是著名的岭南佳果，属亚热带珍贵水果，岭南四大名果之一。它原产我国南部，有两千多年的栽培历史。其中“一骑红尘妃子笑”的果王荔枝，特别是俗称“糯米糍”的品种，核尖小，肉芳洌清甜，完全可以想象苏东坡“日啖荔枝三百颗，不辞长做岭南人”真情流露的满足样子。荔枝因果实成熟时枝弱而蒂固，不可摘取，只能用刀连枝剪下，故名荔枝。但令许多人没有想到的是荔枝核有防治糖尿病的作用。

荔枝核是水果荔枝的成熟种子。中医认为，荔枝核性味甘温，微苦，归肝、肾经，有行气散结、祛寒止痛的功效，常用于治疗胃脘痛、胁痛及疝气等病症。实验研究表明，荔枝核中的皂苷有明显抑制小鼠糖异生的作用，还能提高肝糖原含量，表明荔枝核皂苷具有降血糖功效。临床应用也表明，单味荔枝核辅助治疗非胰岛素依赖性（2型）糖尿病有较满

意的疗效，能较好辅助降糖，治疗中未见副作用发生。

具体食用方法：取荔枝核烘干后研为细末，每次10克，1日3次，饭前30分钟温水送服，1个月为1个疗程。

61 泥鳅——暖中益气，除湿兴阳

泥鳅又名鳅鱼，收载于《本草纲目》。中医认为泥鳅味甘，性平。具有暖中益气、除湿兴阳等功效。泥鳅富含钙、磷、锌、硒等成分，既有助于降低血糖，又能防治糖尿病合并的骨质疏松症。其所含的脂肪中有类二十碳五烯酸（EPA）的不饱和脂肪酸，其抗氧化能力强，有保护胰岛B细胞的作用。

泥鳅特别适合于肾阳气虚型糖尿病。中医认为泥鳅具有补中益气、助阳利尿、解酒、消肿的作用，对糖尿病、阳痿、水肿有辅助治疗作用。李时珍在《本草纲目》中说："泥鳅甘平无毒，能暖中益气，治消渴饮水，阳事不起。"

具体食用方法：泥鳅10条，干荷叶3张。将泥鳅阴干研末，与荷叶末混匀；每次服10克，每日3次。

需要说明的是，食用泥鳅忌不排出脏物。在加工食用泥鳅前要先把小泥鳅放在水盆里，让它在清水中吐净了泥，这样就可以排出脏物了。

62 菠菜根——红嘴绿鹦哥

人们在择菠菜时，往往习惯上仅食用其茎、叶，误认为根老韧不好吃，而将其摘掉，这是错误的。菠菜的根是红色的，茎叶为绿色，所以，很久以来，它就有一个美名为"红嘴绿鹦哥"。我们强调春季吃菠菜忌去根，并非是简单地以其色泽搭配好看为出发点的。菠菜根属于红色食品一类，具有很好的食疗作用，如果抛弃，的确可惜。菠菜根营养丰富，含有纤维素、

维生素和矿物质，却不含脂肪。尤其将菠菜根配以洋生姜食用，可以控制或预防糖尿病的发生。食用菠菜最好的方法是将鲜菠菜带根放沸水中略烫数分钟，用芝麻油拌食，可利肠胃，适于治疗高血压和便秘等病症。菠菜根尽管含有粗纤维，但在其抽薹开花之前食用，不但不觉老韧，反而感到爽脆。由此可见，菠菜根有较高的食疗价值。春季吃菠菜尤其注意不要把根摘掉。以下菠菜食用方法宜于糖尿病患者参考。

方法一：将菠菜根100克洗净切断，银耳10克浸泡后与菠菜根一起用水煮服，早、晚各一次。

方法二：取新鲜菠菜根250克，加鸡内金10克、粳米50克煮粥即可。此粥对辅助治疗糖尿病很有效果。

方法三：鲜菠菜根250克，鸡内金10克，大米适量。将菠菜根洗净切碎，与鸡内金加水适量煎煮半小时，再加入淘净的大米，煮烂成粥。每日1次，顿服。可利五脏，止渴润肠。适用于糖尿病。

方法四：取鲜菠菜根100克，加鸡内金10克或银耳10克，水煎服。

63　萝卜——顺气消食，降血脂

萝卜是人们菜篮里的一剂“良药”，民间把萝卜作为顺气消食的“保健食物”。老人常吃萝卜，可降低血脂，软化血管。由于萝卜熟吃有益胃降气之效，睡觉前吃些萝卜，可帮助消化，避免食滞，增进睡眠。常吃萝卜还可以稳定血压，预防冠心病、胆石症等疾病。萝卜能诱导人体自身产生干扰素，增加机体免疫力，并能抑制癌细胞的生长，对防癌、抗癌有重要作用。萝卜中的芥子油和精纤维可促进胃肠蠕动，有助于体内废物的排出，所以萝卜是排毒养颜的佳品。对于糖尿病患者而言，由于萝卜所含热量较少，纤维素较多，吃后易产生饱胀感，这些都适宜于糖尿病患者食用。具体方法如下。

方法一：萝卜300克，粳米60克，加水煮粥食用，每日2次。此方能辅助治疗糖尿病。

方法二：鲜芹菜、青萝卜各500克，冬瓜1 000克，绿豆120克，梨2个。先将芹菜和冬瓜略加水煮，用白纱布包住取汁；同绿豆、梨、青萝卜共煮熟服。此方具有治疗糖尿病的功效。

方法三：萝卜绞汁300克，饮之，能辅助治疗糖尿病。

小贴士

萝卜为寒凉蔬菜，阴盛偏寒体质者、脾胃虚寒者等不宜多食。糖尿病伴有胃及十二指肠溃疡、慢性胃炎、单纯甲状腺肿等患者忌食萝卜。萝卜忌与人参同食。这是因为人参大补元气，常用于呼吸微弱、四肢厥冷、脉微弱、血压低的休克等症。此外，由于人参有补益强壮作用，可抗衰老，适用于久病体虚、心悸怔忡、气短、虚脱、心力衰竭、神经衰弱等症。而萝卜与人参的功用不同，药理作用也不同，萝卜可用来破气。二者同食，一补一破，人参的滋补作用就会减弱。

64　胡萝卜——补肝明目，安五脏

胡萝卜味甘，性平，具有健脾消食、补肝明目、下气止咳、清热解毒、补中、利胸膈胃肠、安五脏等功效。古代医书中记载："胡萝卜性味甘平，生者性凉，能清热解毒，润肠通便；熟食性平偏温，健胃消食，止泻，养肝明目。"胡萝卜含丰富的维生素、糖、氨基酸等成分，素有"小人参"之称。现代研究表明，胡萝卜含有一种能降低血糖的物质以及丰富的β-胡萝卜素，具有保护和营养眼睛的作用，特别适用于糖尿病并发视网膜病变的患者。此外，对高血压、高脂血症、心脑血管疾病也有较好的防

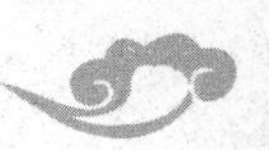

治作用。糖尿病患者食用胡萝卜的具体方法如下。

方法一：将新鲜胡萝卜洗净，捣烂取汁，不加热，不加作料。每天早、晚各服 100 毫升，15 天为 1 个疗程，对缓解各期糖尿病症状，降低血糖、尿糖都有作用。

方法二：新鲜胡萝卜、粳米各适量。将胡萝卜洗净切碎，与粳米同入锅内，加清水适量，煮至米开粥稠即可。早、晚温热食，本粥味甜易变质，需现煮现吃，不宜多煮久放。

小贴士

一直以来人们认为胡萝卜很甜，糖尿病患者不适宜食用，实际上胡萝卜本身的甜味是它固有的特性，不是因为含有太多的糖，其糖类含量仅为 7.7%，但是国内并没有关于胡萝卜能降血糖的研究，只是在民间常用单方中有所提及：治糖尿病，用胡萝卜作水果生食之，效果尤佳。因此，胡萝卜作为糖尿病的食疗佳品是否适合我国人群的身体状况还需要高质量的调查研究，但就目前而言，糖尿病患者可以食用胡萝卜，每吃 250 克胡萝卜相当于食用 25 克粮食。

65　马齿苋——消热解毒治痢疾

马齿苋夏秋之季生长在田野、路旁。中医认为马齿苋茎、叶味酸性寒，归心、大肠经。功能消热解毒，治疗痢疾。传统主要用于治疗痢疾，目前临床常用马齿苋治疗糖尿病，有较好的治疗作用。由于其味酸可以敛津液，性寒可以清热，对糖尿病内热阴虚者效果较好。其用法如下。

方法一：马齿苋 30 克，黄连 6 克，天花粉 15 克，水煎服，每日一剂。

方法二：马齿苋 100 克，用开水煮过，加少许盐和蒜，做菜食之，每日一次。

方法三：马齿苋粳米粥，厚胃肠，止消渴，令人思食，消渴患者口渴食少者可食。

方法四：马齿苋150克，加水1 000毫升，水煎至500毫升，频服代茶饮。

小贴士

马齿苋并非适宜每个人食用，由于其性寒滑，故怀孕早期，尤其是有习惯性流产史者应忌食。如《本草正义》中说“兼能入血破瘀”。李时珍认为马齿苋“散血消肿，利肠滑胎”。近代临床实践认为马齿苋能使子宫平滑肌收缩。所以，孕妇忌吃马齿苋，但在临产前又属例外，多食马齿苋，反而有利于顺产。

66　龙须菜——净化血液，预防癌症

龙须菜富含海藻多糖、琼胶和海洋藻类特有的生理活性物质，味道细嫩酥脆、润滑爽口，烹调方便，炒、凉拌、煲粥、甜品皆宜，是一种不可多得的海洋珍稀蔬菜。龙须菜干品形似国家已禁采的“陆发菜”，而口感和疗效却有过之而无不及，是一种悄然兴起的时尚海洋绿色健康食品。

龙须菜富含海藻多糖、碘、钙、铁等多种人体必需的常量元素、微量元素和维生素A、维生素B_1、维生素C等。明代李时珍的《本草纲目》记载，龙须菜具有清热、排毒、化痰、润便等功效。经常食用龙须菜，可以将人体内的有毒物质转化为无毒物质，起到净化血液的作用，具有预防癌症的功能。龙须菜还有清热解毒、助消化、清肺通便、养颜瘦身、降血压、降血脂和调节身体功能等功效，能辅助治疗感冒、便秘等症。

现代研究还表明，龙须菜有降血糖的作用，经常食用龙须菜可改善糖尿病症状。其所含的维生素C及甘露聚糖、胆碱、精氨酸等，有利于

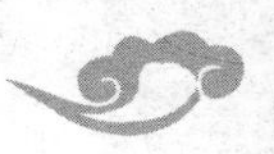

维护毛细血管的形态、弹性和生理功能。龙须菜对防治高血压、心脑血管病有较好作用，是中老年糖尿病患者的理想食品。

67　大蒜——天然的抗生素

大蒜是烹饪中不可缺少的调味品，南北风味的菜肴都离不开大蒜。大蒜既可调味，又能防病健身，常被人们称誉为“天然的抗生素”。

近年来由于人们的膳食结构不够合理，人体中硒的摄入减少，使得胰岛素合成下降。而大蒜中含硒较多，对人体中胰岛素的合成可起到一定的作用，所以糖尿病患者多食大蒜有助于减轻病情。科学家还发现，蒜精可以明显地抑制某些葡萄糖生成酵素，却有助于肝脏中与葡萄糖代谢作用相关的酵素的作用，因为大蒜同时可以使血液中的三酸甘油酯浓度下降（一般糖尿病患者血中之三酸甘油酯浓度都很高），因此，多吃大蒜也同样有助于糖尿病的防治。现代研究表明，大蒜提取物对四氧嘧啶糖尿病大鼠具有明显的降血糖作用；所含大蒜苷能降低血压，大蒜油能降低血脂，防止动脉粥样硬化。食用大蒜还可稀释血液，减少血液的黏稠度，预防脑出血。大蒜还可影响肝糖原合成，增加血浆胰岛素水平，对糖尿病患者具有颇为有益的治疗作用。

小贴士

发了芽的大蒜忌食用，其食疗效果不大。腌制大蒜不宜时间过长，以免破坏有效成分。大蒜素怕热，遇热后很快分解，其杀菌作用会降低。预防和治疗感染性疾病应该生食大蒜。过量食用大蒜会影响视力。

68 柚子——糖尿病患者的首选水果

在众多的秋令水果中，柚子可算是个头最大的了，一般都在1 000克以上，它在每年的农历八月十五左右成熟，皮厚耐藏，故有“天然水果罐头”之称。柚子的原产地在南洋，后来传入我国。

中医认为柚子性寒，味酸甘，具有生津止渴、开胃消食、化痰止咳等功效。研究发现，新鲜柚子中含有胰岛素样成分，有降低血糖的功效，还含有丰富的维生素C，可抑制醛糖还原酶，预防糖尿病微血管并发症的发生。其所含果胶可降低低密度脂蛋白的水平，减少动脉壁的损坏程度。因此，柚子是糖尿病患者的首选水果。

脾虚泄泻的人忌吃柚子，柚子不能与某些药品同服。临床观察发现，糖尿病伴高脂血症患者用1杯柚子汁吞服1片洛伐他汀，结果相当于用1杯水吞服12～15片洛伐他汀（又称美降脂）的降血脂作用，因此患者极易发生中毒，出现肌肉痛，甚至肾脏疾病。

69 罗汉果——糖尿病患者理想的调味剂

罗汉果入药至少已有两百多年以上的历史。由于药用疗效显著、食用口感佳，国内家喻户晓，广泛用于医药、保健、饮料、调味。不过，罗汉果长期以来仅作为配方用药，民间相袭沿用，缺乏精细的化学分析和科学的药理研究，人们对其成分和药理知之甚少。

医药学家对罗汉果的成分和药理作用作了一系列研究，目前已知主要成分是11种罗汉果皂苷，约占干果的4%，是主要的活性物质。罗汉果甜苷是低热量甜剂，是糖尿病患者理想的调味品；富含钾、钙、镁，钾有利于降血压，钙有利于预防骨质疏松，镁参与人体多种酶的组成，对抗血管栓塞、保护心肌细胞起重要作用，对糖尿病有一定的疗效；硒含量为粮食的2～4倍，对于防治冠心病、抗衰老、抗癌都有较好的效

果。现代研究还表明，罗汉果含有比砂糖还甜300倍的三萜苷类成分，属非糖成分，耐冲泡，可作为燥热伤肺、胃燥津伤型糖尿病患者的饮料。其所含的可溶性食物纤维能延缓糖类在胃肠道的吸收，有利于血糖控制。除此之外，中医还认为罗汉果味甘，性凉，具有清热止咳、利咽润肠等功效。需要注意的是，罗汉果含有较丰富的果糖，糖尿病患者一次不可过量食用，否则可导致体内的血糖升高，加重病情。罗汉果降糖方法以泡水喝为宜。

70 蘑菇——降低血黏度，提高免疫力

蘑菇富含微量元素硒，是良好的补硒食品。喝下蘑菇汤数小时后，血液中的硒含量和血红蛋白含量就会增加，血中谷胱甘肽过氧化酶的活性会显著增强，它能够防止过氧化物损害机体，降低因缺硒引起的血压升高和血黏度增加，调节甲状腺的功能，提高机体免疫力。蘑菇中含有多种抗病毒成分，这些成分对辅助治疗由病毒引起的疾病有很好效果。蘑菇还是一种较好的减肥美容食品。它所含的大量植物纤维，具有防止便秘、促进排毒、预防糖尿病及大肠癌、降低胆固醇含量的作用，属于低热量食品，可以防止发胖。它对于糖尿病患者消化不良也有较为明显的治疗作用，这是因为蘑菇含有胰蛋白酶等多种酶类，能分解蛋白质、消化脂肪，适于形体消瘦的糖尿病患者食用。

小贴士

大多数蘑菇都是营养丰富、鲜美可口的佳蔬。但也有不少蘑菇品种含不同类型的毒素，误食后可导致中毒。我国约有上百种有毒蘑菇，且与无毒蘑菇无明显区别，所以在采摘蘑菇时一定要认真鉴别区分，以防误食。一旦误食有毒蘑菇，出现中毒症状，应速去医院救治。

71　香菇——可调节免疫T细胞的活性

香菇是我国食用历史悠久且首次驯化栽培的优良食用菌，营养丰富、味道鲜美，被视为“菇中之王”。香菇还可以作为药用治病，含多糖等抗癌物质。香菇含丰富的维生素D，但维生素C甚少。香菇多糖能提高辅助性T细胞的活力而增强人体体液免疫功能。香菇还对糖尿病、肺结核、传染性肝炎、神经炎等起治疗作用，又可用于消化不良、便秘、减肥等。我国不少古籍中记载香菇“益气不饥，治风破血和益胃助食”。民间用来助痘疮、麻疹的诱发，治头痛、头晕。现代研究证明，香菇多糖可调节人体内有免疫功能的T细胞活性，可降低甲基胆蒽诱发肿瘤的能力。现代研究表明，香菇中所含的核酸类物质有降胆固醇作用，可以防止动脉壁脂质沉积和动脉粥样硬化斑块的形成。其所含的纤维素能促进肠蠕动，防止便秘，减少肠道对胆固醇的吸收。香菇适用于糖尿病、高血压、动脉硬化、高脂血症等病症患者食用。

72　木耳——降血糖，修复胰岛B细胞

木耳分黑木耳和白木耳（银耳）。黑木耳多生于桑、榆、橡等树上，白木耳又称银耳，多生于栗树上。现已有人工栽培，但药用多以野生的为好。黑木耳和白木耳都含有脂肪、蛋白质、糖类、磷、硫、铁、钙、钾、钠等物质。在医疗作用上黑木耳具有滋肺益胃、和血养营以及治崩中漏下、痔疮出血、高血压、便秘、血管硬化之功效。白木耳则具有养阴生津、滋肺益脾胃之功效。现代医学研究发现，木耳是一种低热量、高营养的美味佳肴，其所含有的特异性酸性多糖体有修复胰岛B细胞和确切的降血糖功能，适宜于糖尿病患者适量食用。

木耳食疗治疗糖尿病的方法：木耳、扁豆各等份，将其研成细碎粉，每服10克，每日3次。

小贴士

新鲜木耳中含有一种叫卟啉的光感物质，食用后若被太阳照射可引起皮肤瘙痒、水肿，严重的可致皮肤坏死。若水肿出现在咽喉黏膜，会出现呼吸困难。所以食用新鲜木耳是有一定禁忌的。干木耳是经暴晒处理的成品，在暴晒过程中会分解大部分卟啉，而在食用前又经水浸泡，其中含有的剩余毒素会溶于水，使水发的木耳无毒。食用木耳并非多食多益。中医认为，由于木耳生长于阴湿环境，过量食用有衰精害肾之祸。因此，木耳不可不食，但又不可多食。

73　桂皮——温中祛寒，止痛健胃

桂皮又称肉桂、官桂或香桂，是最早被人类使用的香料之一。桂皮含桂皮醛、丁香油等成分，可以提高菜肴的芳香味。桂皮因含有挥发油而香气馥郁，可使肉类菜肴祛腥解腻，进而令人食欲大增。桂皮具有温中祛寒、温经止痛、健胃等功能。在饮食中适量添加桂皮，有助于预防或延缓因年老而引起的2型糖尿病。据英国《新科学家》杂志报道：桂皮能够重新激活脂肪细胞对胰岛素的反应能力，大大加快葡萄糖的新陈代谢。每天在饮料或流质食物里添加1/4～1匙桂皮粉，对2型糖尿病可能起到预防作用。

小贴士

忌食用受潮发霉的桂皮。桂皮用量不宜太多，香味过重反而会影响菜肴本身的味道。桂皮香气浓郁，含有可以致癌的黄樟素，所以食用量越少越好，且不宜长期食用，桂皮过量的话，轻者有口干、喉咙痛、精神不振、失眠等感觉，重者会诱发高血压病、胃肠炎等多种疾病，甚至有使人细胞畸形，形成癌症的可能。桂皮性热，所以夏季应忌食。桂皮有活血的作用，孕妇应少食。

74 鹌鹑——动物人参

俗话说:“要吃飞禽，鸽子鹌鹑。”鹌鹑肉、蛋，味道鲜美，营养丰富。鹌鹑肉是典型的高蛋白、低脂肪、低胆固醇食物，特别适合中老年人以及高血压、肥胖症患者食用。鹌鹑可与补药之王——人参相媲美，被誉为动物人参。鹌鹑蛋是一种很好的滋补品，在营养上有独特之处，故有卵中佳品之称。

经临床证实，鹌鹑的肉、蛋可辅助治疗水肿、肥胖型高血压、糖尿病、贫血、肝大、肝硬化、腹水等多种疾病。鹌鹑肉和鹌鹑蛋中所含丰富的卵磷脂和脑磷脂，是高级神经活动不可缺少的营养物质，具有健脑的作用。中医认为，鹌鹑肉可以补益五脏，强筋壮骨，止泻痢，消腹积，养肝清肺。鹌鹑蛋的营养价值比鸡蛋更高一筹。虽然它们的营养成分多有相似，但由于鹌鹑卵中营养分子较小，所以比鸡蛋营养更易被吸收利用。一般 3 个鹌鹑蛋的营养含量相当于 1 只鸡蛋。因此，在滋补方面鹌鹑蛋可算得上是糖尿病患者的理想滋补品。

75 蛤蜊——清热滋阴，解毒解酒

蛤蜊产于我国沿海各省。蛤蜊贝壳烧制成的粉称为蛤蜊粉，入中药用；蛤蜊肉富含各种营养，味道鲜美。蛤蜊是生活在江、河、湖、沼里的贝类，种类很多，一般常见的有两大类：一类喜欢生活在流动的河水里，它们的贝壳很厚，两个贝壳在背面相结合的部分有齿，壳的珍珠层较厚；另一类喜欢生活在水面平静的池塘里，它们的贝壳很薄，两个贝壳在背面相接合的部分没有齿。

中医认为蛤蜊味咸性寒，有清热滋阴、止渴明目、解毒解酒的作用，能治烦热、崩漏、白带、痔疮、目赤、湿疹、咳嗽、湿疮等症。蛤蜊肉煮熟，经常食用，能辅助治疗糖尿病。食用方法：蛤蜊肉，煮熟，经常食用。

小贴士

海产品包括海鱼、虾蟹、贝类和海藻等品种。前三种是动物类产品，营养丰富，能提供大量的优质蛋白、脂肪和丰富的膳食纤维，又含有大量人体所必需的微量元素，特别是碘元素等，所以，海产品是一种很好的食品，糖尿病患者吃一些动物类海产品是有利无害的。但值得注意的是，不少海产品含脂肪量，特别是胆固醇量超标，因此，并不能无限度食用。当然，有些动物类海产品含脂肪和热量较多，也是不宜过多食用的原因。海藻类海产品属植物类海产品，包括海带、紫菜、海白菜等，种类繁多，富含膳食纤维，含热量和脂肪甚少，是良好的糖尿病食品。

76　海参——可预防血管病变

俗话说：“陆有人参，水有海参。”海参是糖尿病患者膳食的理想营养食品。对糖尿病来说膳食滋补是必不可少的。糖尿病因胰岛素相对不足，蛋白质合成相对较少，分解加快，呈负氮平衡、戊酮氨基酸增加，加重血酮症及尿酮症，因此，糖尿病患者在控制饮食，少食多餐，增加热量的同时，还必须补充一定量优质蛋白质，适量增加含有多种维生素的食物和富含必需微量元素的食物。

海参含有几十种营养成分，含量均匀合理，且氨基酸组成接近理想模式，糖尿病患者食用后可有效补充饮食上摄取不到的维生素和人体必需的微量元素，以调节患者的糖、脂肪、蛋白质、水、电解质代谢紊乱，

有效预防血管性病变等各种糖尿病并发症的发生。海参中的硒能够提高SOD（超氧化物歧化酶）的活性，而SOD可清除自由基，减少自由基攻击胰岛细胞的概率，对糖尿病患者有明显的康复作用。糖尿病海参食疗方如下。

方法一：海参3个、鸡蛋1个、猪胰1条同煮服，每天1次，连服3天。

方法二：海参3个、鸡蛋3个、猪胰1条、地肤子6克、向日葵秆芯6节共水煎。食海参、鸡蛋、猪胰，喝汤。

小贴士

做海参时如果放了醋，在营养上就会大打折扣。这是因为海参除了具有许多营养成分外还具有胶原蛋白，但是，酸性环境会让胶原蛋白的空间结构发生变化，蛋白质分子出现不同程度的凝集和紧缩。因此，加了醋的海参不但吃起来口感、味道均有所下降，而且由于胶原蛋白受到了破坏，营养价值自然也就大打折扣。所以说，烹制海参不宜加醋。脾虚腹泻、痰多者不宜食用海参。

77 牡蛎——海中牛奶

牡蛎是名贵海珍，被称作“海中牛奶”，它不仅味道鲜美，还具有滋补保健的作用。牡蛎提取物精选无污染海域新鲜牡蛎加工而成，含丰富糖原、牛磺酸、18种氨基酸、B族维生素和人体必需的常量和微量元素。现代医学中，牡蛎在治疗糖尿病、高血压、减肥、美体等的研究中，都获得了良好的效果。牡蛎是含锌最多的天然食品之一（每百克含量高达100毫克），一个人每天只吃2～3个牡蛎就可提供人体全天所需的锌。锌的巨大价值体现在它是男性生殖系统里至关重要的矿物质，尤其是近五十年男性的精子数量下降明显，更需补充足够的锌。牡蛎对糖尿病患

者也有很好的食疗作用，具体食用方法如下。

方法一：牡蛎肉150克，猪瘦肉150克，同煮汤，用适量食盐调味食用。适用于糖尿病阴虚烦躁、血虚心悸者。

方法二：牡蛎肉20克，加水200毫升，煎汤，早、晚各1次，连食数日。适用于糖尿病烦热、盗汗、心神不安者。

小贴士

自然界的各种生物之间以食物的形式进行物质的转移，这被称为生物链，又称食物链、营养链。某些污染物（如汞、铅、病毒、病菌）进入生物体内，逐渐蓄积并通过生物链逐级转移，使生物体内污染物浓度逐级提高，这被称为生物富集作用，又称生物浓集、生物学放大化。通过生物富集作用可使生物体内污染物的浓度比环境中的浓度提高几倍、几百倍，甚至几十万倍。而贝壳类食物就是某些污染物的终端，如果牡蛎生吃可直接危害人体健康。

78　海带——抗凝血，防血栓

海带又名海草、昆布。过去人们只是认为海带含碘量高，对因缺碘而致的甲状腺肿大及克汀病有效。目前已发现海带还含有不少其他特殊的营养和药用价值。

中医认为海带味咸，性寒，无毒，具有软坚散结、消痰平喘、通行利水等功效。现代研究表明，海带是一种碱性食物，经常食用会增加人体对钙的吸收。每100克干海带中含有碘24毫克，而有机碘有类激素样作用，可提高人体内生物活性物质的功能，促进胰岛素及肾上腺皮质激素的分泌，促进葡萄糖在肝脏、脂肪、肌肉组织的利用，从而发挥降糖作用。此外，海带所含的海带氨酸有降血压作用，海带聚糖可使血脂下降，富含的牛磺酸、食物纤维藻酸能调理肠胃，促进胆固醇的排泄，控制胆固醇的吸收。其所含海带多糖的有效成分，可降低血清总胆固醇和三酰甘油的含量，减少实验动物动脉内膜粥样硬化斑块的形成和发展，还具有抗凝血的作用，可以防止血管内血栓的形成。它所含的纤维素可以和胆汁酸结合而排出体外，从而减少胆固醇的合成，防止动脉粥样硬化的发生。食用时先用温水将海带洗净，再用凉水发泡，等黏液泡掉后，放进开水里焯一下，捞起来放点蒜末、米醋、麻油等即可食用。此种食用方法对降血糖有一定疗效。

小贴士

海带干制后表面自然形成一层白霜，这是正常现象，是其含有的植物碱经风化后成甘露醇聚于表面所致，对人体不但无毒害，还具有利尿消肿的作用，不要误以为是盐分的析出，更不是受潮霉变的预兆，所以选购海带不要以此作为衡量其质量的标准。正确鉴别海带应以体厚宽大，长 150 厘米以上，浓墨色或深褐色，尖端无腐烂，干燥，含盐量不超过 25%，无砂土、杂质者为上品。

79　绞股蓝——降压降脂，改善糖代谢

绞股蓝，中药名七叶胆，又名五叶参，为葫芦科绞股蓝属多年生落叶草藤本植物。虽然早在明代嘉靖四年朱橚编著的《救荒本草》中就有记载，但是只知其具有清热解毒、止咳祛痰的功效，而在民间常作为清热解毒药使用。

近代以来，药物学家已从绞股蓝中分离出具有生物活性的两大类有效成分。一类是与人参完全相同的化学成分——绞股蓝皂苷。据测定，绞股蓝中总皂苷含量与吉林人参、花旗参含量近似，在所含 80 多种皂苷中，

有6种与人参皂苷完全相同，其含量是高丽参的3倍；另一类是胶股蓝糖苷。绞股蓝还含有7种氨基酸、多糖、多种维生素以及钙、锌、锗、铁、硒、锰等营养物质。

中医认为绞股蓝性寒、味苦。据药理研究结果证实，绞股蓝具有降血脂、降血糖、降血压、抗缺氧、抗疲劳、抗溃疡、镇静催眠、减肥护肝、防治动脉硬化、防治冠心病和防癌抗癌等多种功效。因此，绞股蓝以独特的生理活性和神奇药效被誉为药食兼用的“仙草”“南国人参”等。动物药理研究表明，绞股蓝提取物可明显降低四氧嘧啶性糖尿病小白鼠的血糖，并能显著改善大鼠的糖耐量减低状况。临床研究发现，绞股蓝有降低血糖、改善糖代谢的作用，并对高血压、高脂血症、肥胖症、冠心病等有较好的防治效果。

80　黄豆——促进胰岛素分泌降血糖

黄豆常被人赞誉为营养之花，豆中之王。黄豆以及人们用它加工而成的各式各样的豆制品，是餐桌上常见的美味佳肴。黄豆可以烹调成各种豆制品、酱黄豆、油炸黄豆等，是人们喜爱的食品。

黄豆具有益气养血、健脾宽中、润燥消水、解毒利湿等功效。黄豆中蛋白质含量在40%～50%，比鸡蛋中的蛋白质含量高2.5倍，有植物肉之美誉。如加工成豆腐、豆浆，其蛋白质的消化吸收率可达90%。黄豆的脂肪含量为18%～20%，其中胆固醇含量低，不饱和脂肪酸含量达85%，并含较多的磷脂酰胆碱。国内外的研究均证实，每日服用煮熟的黄豆或豆浆，可使糖尿病患者的血糖、尿糖降低，并可减少胰岛素或口服降糖药的用量。这是因为黄豆对胰腺分泌功能有刺激作用，它能促进胰岛素的分泌，从而使血糖下降。糖尿病患者可适当地多食一些黄豆或豆制品，如豆腐渣中含有大量纤维素与多糖，烹调之后当菜吃对治疗糖尿病很有好处。

81 绿豆——消暑解毒的良药

绿豆被人们称为消暑解毒的良药，在我国已有两千多年的栽培史。由于它营养丰富，用途广泛，被李时珍盛赞为“济世良谷”“食中要物”“菜中佳品”，自古以来被作为药用而备受重视。民间有多种多样食用绿豆的方法，绿豆既可做豆粥、豆饭、豆酒，也可磨成面，澄滤取粉，做馅制糕，制作成粉皮等，亦可以水浸生芽做菜，其食用价值堪称谷豆中的佼佼者。绿豆对糖尿病有食疗作用，具体食疗方法如下。

方法一：绿豆与水按 1 ∶ 10 比例，每次 250 毫升，用旺火烧开，一天两次，服用后 72 小时有 66% 的患者烦渴明显减轻，每天饮水量由 3 500 ～ 4 500 毫升减至 1 500 ～ 2 000 毫升，多尿症亦明显减轻或消失。

方法二：将适量绿豆洗净，用旺火烧开，再改用文火煮烂、开花。喝汤吃豆，可降血糖而无副作用。夏天还可清热、解渴、消暑。另外，也可熬绿豆粥、蒸绿豆饭。

方法三：将 500 克绿豆或豌豆等豆类煮八成熟，再加入 1 250 克玉米面或荞麦面和两杯半生水，做成 30 个等大的窝头，蒸熟食用。这种窝头松香可口，对控制血糖有效。

82 黑豆——壮体可增强抗病能力

在长期的农耕社会中，人们发现，牲畜食用黑豆后，体壮、有力、抗病能力强，所以，以前黑豆主要被用做牲畜饲料。那时人们崇尚白色食品，只有贫者食用黑豆。但医者和养生者却发现并总结出黑豆有许多医疗保健作用。

研究表明，黑豆可以预防肥胖，降低胆固醇水平，甚至可能减少患

糖尿病的风险。黑豆中含有的蛋白质通过减缓肝脏和脂肪组织中脂肪新陈代谢的速度，从而达到减少各种脂肪酸和胆固醇产量的目的，体内各种脂肪的数量减少了，糖尿病也就不容易得了。这可能有助于理解为什么黑豆会成为一种治疗糖尿病的传统药物。2 型糖尿病之所以难治，关键在于它会破坏胰岛素的生成，结果主要表现为过多的腹部赘肉，所以减肥通常有助于提高机体的血糖控制能力。黑豆具体食疗方法如下。

方法一：黑豆 30 克，黄精 30 克，蜂蜜 10 克。把黑豆、黄精洗净，去杂质，一起入锅中，加入清水 1 500 毫升。浸泡 10 分钟，大火烧沸，再用小火慢炖 2 小时，离火后加入蜂蜜搅匀即可。每日 1 剂，当点心食用，日服 2 次，每次 1 小瓶，喝汤吃豆。

方法二：将黑豆洗净煮熟（要把豆汤熬干）后晒或烘干，研碎粉或磨成面，每次服 10 克，每日 3 次。坚持服用，可有效治疗糖尿病水肿。

方法三：取黑豆 7 粒，黄豆 7 粒，花生米 7 粒，枣 7 颗，核桃 1 个（都用水洗净，温水浸泡后用），鸡蛋 2 个。将其放在一起，像蒸鸡蛋羹一样蒸 20 分钟，不放油盐，早上作为一顿早餐吃下。每日要注意控制饮食。

方法四：黑豆（研粉）50 克，天花粉 6 克，共煮粥食。

小贴士

当糖尿病出现肾脏并发症，特别是出现肾功能不全时，豆制品是禁止吃的。糖尿病肾脏病变是糖尿病患者的一个重要并发症。目前主张在糖尿病肾病的早期阶段就应该限制蛋白质摄入量，因为高蛋白饮食可增加肾小球的血流量和压力，加重高血糖、高血压所引起的肾脏改变。临床研究显示，低蛋白饮食可减少尿蛋白排泄。对已有大量尿蛋白、水肿和肾功能不全的患者，除限制钠（每日不超过 2 克）的摄入外，对蛋白质的摄入宜采取“少而精”，建议蛋白质每日摄入量不超过 0.6 ～ 0.8 克 / 千克（若体重为 50 千克，每日蛋白质的摄入量不超过 30 ～ 40 克），且以高效价的动物蛋白为主，如牛奶、鸡蛋、肉类等，豆制品是禁止食用的。这是因为动物蛋白属于优质蛋白，含有较多的肾必需氨基酸，为人体所需要，而豆制品含有较多的非必需氨基酸，长期大量食用，不仅会引起肾小球损伤或硬化，出现蛋白尿，而且蛋白质代谢产物尿素氮需经肾小球滤出，必然增加肾脏负担，会使肾功能进一步受到损害，使患者的病情进一步恶化。

83 赤豆——清热除湿，和血排脓

赤豆分两种：一为赤小豆（米赤豆），皮色赤红如猪肝，小粒饱满，以深红而暗者为药用佳品；二为赤豆（饭赤豆），皮色赤红而淡，平滑而有光泽，入药次之。

赤豆味甘酸，性平，无毒，具有健脾利水、清热除湿、和血排脓、消肿解毒等功效。现代研究表明，赤小豆含热量偏低，富含膳食纤维素、维生素 E、钾、镁、磷、锌、硒等活性成分，是典型的高钾食物，具有降血糖、降血脂、降血压的作用。赤小豆是糖尿病患者理想的降血糖食物，经常食用赤小豆类食品不仅可以降低血糖，而且对其合并的肥胖症、高血压、高脂血症、肺部感染及皮肤疮疖特别适宜。在此提醒，糖尿病伴肥胖、高血压病、易上火的人，不能多吃赤豆。赤豆的主要食疗作用是利尿，所以中医主张盐与红豆不可同食，赤豆如果加上盐，其药物作用就会减半，这是因为盐可促使体内水液潴留。

84 豇豆——健脾益气，补肾益精

豇豆营养丰富，食味鲜美，市民爱吃，菜农爱种，在我国南北各地均有栽种，尤以南方为甚，豇豆有长、短豇豆之分。豇豆含有丰富的蛋

白质、脂肪、糖类、钙、磷、铁、硫胺素、维生素 B_2、烟酸，此外还含有维生素 C 等。由于豇豆提供了易于消化吸收的优质蛋白质，适量的糖类及多种维生素、微量元素等，可补充机体的营养成分。豇豆所含维生素 B_1 能维持正常消化腺分泌和胃肠道蠕动，抑制胆碱酯酶活性，可帮助消化，增进饮食。豇豆中所含维生素 C 能促进抗体的合成，可提高机体抗病毒的作用。中医认为豇豆具有健脾益气、补肾益精的功效，可治疗脾胃虚弱、呃逆呕吐、遗精、白带、白浊、小便频数等病症，对糖尿病有一定的辅助治疗作用。食用方法如下。

方法一：豇豆 50 克，先将豇豆洗净，入锅加水煮熟，加盐适量即成，吃豆喝汤。此汤具有补肾固精之功。适用于糖尿病小便频数等症状。

方法二：带壳豇豆 150 克，将带壳豇豆洗净，入锅加水 500 毫升，煮 15 分钟左右，去豆取汤，每日服 1 次。此汤具有降糖的作用，糖尿病患者可长期饮食。

小贴士

豆角中含有血球凝集素 A，是一种毒蛋白，加热后毒性可大为减弱。所以豆角一定要焯透，以防止中毒。长豇豆也不宜烹调时间过长，以免造成营养损失。由于豇豆多食则性滞，故气滞便结者应慎食豇豆。

85　薏苡仁——抗癌利水降糖

薏苡仁有“中国禾本科作物之王”的美称。它富含蛋白质、维生素 B、维生素 E、钙、锌、铁、硒、食物纤维等成分。薏苡仁含糖类低于大米，而蛋白质、维生素含量为大米的 3 倍，为“药食兼用”的保健食物，有抗癌和利尿降糖的作用，尤其适用于以肥胖为主要症状的高血压病合并糖尿病患者。这是因为薏苡仁能增强肾功能，有利尿作用，经常食用对水肿、肥胖、脂肪肝等症有治疗效用。日本学者近年还发现，薏苡仁水提取物可显著降低高血糖，且日本市场上已有薏苡仁降糖保健品出现。

糖尿病患者最简单的食疗方法是将炒过的薏仁泡茶喝，或是将炒熟后的薏仁磨碎，每天服薏仁粉。薏仁茶或薏仁粉市面上都有售。也可以和绿豆一起煮，煮成绿豆薏苡仁粥（在煮之前把薏仁浸在水中泡软，煮起来会比较快）。

86 燕麦——2型糖尿病的首选食品

燕麦也称裸燕麦、莜麦、油麦，为禾本科一年生草本植物，花绿色，成熟时籽粒与稃分离，籽实供食用，经加工磨制而成莜麦面，压制而成燕麦片。就营养价值讲，它在谷类作物中占有较高地位。

吃一碗高纤维麦片，有助于预防2型糖尿病及其他疾病。研究显示，吃高纤维麦片可降低患高胰岛素血症的男性体内胰岛素的产生，并且能降低血糖。研究人员认为，通过降低升高的胰岛素及升高的血糖（吃一餐高糖类的食物之后），糖尿病危险人群就能够避开疾病及并发症；由于糖尿病患者须严格控制淀粉摄取量，但同时应保证其他营养成分的吸收，而裸燕麦具有高营养、高热、低淀粉、低糖的特点，从客观上满足了糖尿病患者的饮食需求。研究发现食用同面粉、大米同样重量的燕麦制品，其摄取的淀粉为面粉的43.3%、大米的41.9%，而摄取的蛋白质中八种必需氨基酸（特别是赖氨酸）含量相等甚至略高于两倍重量的面粉、大米。所以，食用裸燕麦制品，可达到少食而营养不减的功效，可大大减少糖尿病患者的淀粉摄取量，对糖尿病患者而言，燕麦是极其难得的食品。糖尿病患者食疗方法如下。

首先，将无糖麦片50克，用开水调成7成干糊状后，将其放入微波

炉中火加热2分钟取出，再加250毫升无糖新鲜牛奶冲调饮用。每周2～3次，早餐选用以调整口味。这样既保证了蛋白质、维生素的摄取，又可摄取粗纤维，有利于调节血糖。

87 麦麸——能降低患糖尿病的概率

麦麸为麦子加工时脱下的麸皮，是一种高纤维食物。麦麸对糖尿病有预防保护作用。生活中食用麦麸的女性患2型糖尿病的概率比吃精致谷类食品如通心粉或精致稻米的女性小。有科学家研究发现，吃麦麸最多的女性患糖尿病的危险可减轻38%，而吃得最少的女性患糖尿病的危险可能多31%。研究者解释，由于吃全谷食品产生的血糖水平较低，机体不需要产生较多的胰岛素处理食物。而精致谷类则导致血糖水平加倍，机体分泌较多的胰岛素。另外，麦麸含有的维生素和营养物质对减轻糖尿病危险也很重要。他们还注意到：在研究中，吃麦麸较多的女性同时吸烟较少、锻炼较多、体重较轻，而且较多服用多种维生素制剂。

需要指出的是，虽然麦麸是降糖的“好帮手”，但它只能作为主食的补充剂，并不是“多多益善”，每餐大约占主食的10%就可以了。因为麦麸口感不是很好，溶解度又较低，因此，可以把麦麸掺在白面中，做成面食；还可以买现成的麦麸面包，如果药量掌握不合适，出现早起高血糖的情况，早餐不妨多吃点麦麸面包。但注意麦麸每天的总摄入量在20～30克即可。麦麸中含有大量的膳食纤维，如果过多地食用，使其在肠道堆积发酵，会引起腹泻、胀气等不适感，还会影响其他微量元素的吸收。

88 小米——降糖减脂，利尿降压

小米是粟脱壳制成的粮食，因其粒小，直径1毫米左右，故名。中医认为小米味甘咸，性微寒。益脾养肾，除烦止渴，有较好的降糖、降脂、利尿、降压作用。小米富含维生素 B_1、维生素 B_2、纤维素、钾、钙、磷、铁、锌、硒，是糖尿病患者理想的主食。小米粥是健康食品，可单独煮熬，亦可添加大枣、红豆、红薯、莲子、百合等，熬成风味各异的营养品。小米磨成粉，可制成糕点，美味可口。小米的芽和麦芽一样，含有大量酶，是一味中药，有健胃消食的作用，宜于糖尿病患者食用。

89 玉米须——止血降糖，利尿消肿

当人们尝试各种降糖食品时，却忽略了玉米须——我们吃玉米时随手扔掉的“废物”。其实，玉米须有非常不错的降糖效果，广大糖尿病患者只要稍加利用，完全可以“变废为宝”。玉米须含有大量营养物质和药用物质，如酒石酸、苹果酸、苦味糖苷、多聚糖、B–谷甾醇、豆甾醇等。自古以来，玉米须在我国就有较为广泛的应用。在《滇南本草》中记载，玉米须具有止血、利尿的功效。不过，一直以来人们对玉米须的认识，仅限于它的利尿消肿作用，殊不知它还是一味治疗糖尿病的良药。我国南方就常用玉米须加猪瘦肉煮汤治疗糖尿病，在《岭南采药录》中有此记录。此外，我国民间很多偏方中也有类似的内容，或用玉米须泡水饮用，或将玉米须煮粥食用，都取得了不错的疗效。

方法一：玉米须 100 克，炒绿豆 50 克，水煎服，一日 3 次，可降血糖。

方法二：在中药店买茵陈 200 克、黄柏 100 克（各分为 10 份）。取玉米须一把，茵陈、黄柏各一份，加水两饭碗，煮开后再用文火煮 10 分钟，倒出药液，每天分两次服用。喝十多天，对糖尿病患者尿路感染有辅助治疗作用。

小贴士

需要说明的是，用玉米须降糖的方法在民间广为流传，这本身

就说明玉米须有一定的降糖效果。部分研究指出，可能是玉米须中的皂苷类物质发挥了降糖作用。尽管如此，也绝不可用玉米须替代降糖药物，如果在服用降糖药物的同时，饮用玉米须水进行辅助治疗，可能会有不错的效果。

90 荞麦——降血糖，减血脂

荞麦又名乌麦、花荞，味甘，性凉，有下气消积、除烦利湿、健脾、清热解毒的功效。荞麦蛋白质的含量不低于大米白面，赖氨酸、精氨酸、色氨酸等人体必需的氨基酸都很丰富，其中赖氨酸含量是小麦的 2.8 倍，维生素 B_1、维生素 B_2 的含量比小麦高 2 倍，荞麦中还含有丰富的荞麦碱、芦丁、烟酸、亚油酸和多种维生素及铁、锌、钙，这些都不是一般细粮所具备的。

现代研究表明，荞麦中含有大量的黄酮类化合物，尤其富含芦丁及丰富的维生素 PP，有明显的降低血糖、血压及血脂的功效。荞麦还富含食物纤维、维生素 B_1、维生素 B_2 和微量元素，是糖尿病患者合适的食物。经临床观察，糖尿病患者食用荞麦后，血糖、尿糖都有不同程度的下降，很多轻型患者单纯食用苦荞麦即可控制病情。但需要指出的是，糖尿病患者荞麦一次不可食用太多，否则易造成消化不良，脾胃虚寒、消化功能不佳、经常腹泻的人不宜食用。据研究，荞麦还含有致敏物质，可以引起或加重过敏者的过敏反应，故体质敏感之人食之宜慎。

91 黄鳝——恢复生机，调节血糖

黄鳝是人们经常食用的鱼类，其营养丰富，肉味鲜美，是淡水鱼中的佳品。鳝鱼和人参一样，具有很高的药用价值，民间有“夏吃一条鳝，冬吃一支参”的说法。黄鳝含有蛋白质18.8%，脂肪、钙、磷、铁、维生素B_1、维生素B_2、烟酸等丰富的营养成分。现代医学对黄鳝药用进行了研究，从鳝鱼中提取一种“黄鳝鱼素”，再从此鱼素中又分离出“黄鳝鱼素A和黄鳝鱼素B”，这两种物质具有显著降血糖作用和恢复调节血糖的生理功能，因此，黄鳝是糖尿病患者较理想的食品。具体食疗方法如下。

（1）鳝鱼500克、瘦肉120克、天花粉15克、淮山药30克、黄精20克、生地15克，加水共炖，去药食鱼汤，对减轻“三多”症状有良好的作用。

（2）取黄鳝250克切碎，用猪腰花一个同煮，汤中放少量盐，吃食物饮汁，连食几次。老年人或病后体弱、腿软无力者，可用活鳝鱼1 500～2 000克，放清水中喂养数天后再串起晒干，碾末，每次10克，日服一次，可长期服用。

小贴士

吃黄鳝必须注意：黄鳝一定要煮熟烧透再吃，以防发生颌口线虫的感染，引起不必要的麻烦。需要注意的是，外感发热、虚热、腹部胀满者不宜食用。吃鳝鱼不宜过量，肠胃欠佳的人更应慎食。鳝鱼死后会产生毒素，因此，死鳝鱼切不可食用。食用黄鳝时忌爆炒。

92　猪胰——脾胃虚弱型糖尿病患者的良药

猪胰含有与人体胰岛素化学结构相似的猪胰岛素等化学成分。猪胰可与黄芪、山药、薏苡仁等配伍治疗糖尿病，特别是对脾胃虚弱型糖尿病临床疗效较好。古代名医张锡纯，善用猪胰治疗消渴，他认为“消渴一证，乃中焦卒病，而累及于脾，致脾气不能散精达肺则津液少，不能通调水道则小便无节是以渴而多包多溲也。”故认为，治消渴“单用猪子可愈”，“盖猪子即猪之卒，是人之卒病，而可补以物之卒也。”即所谓中

医以脏补脏之意。目前临床常用猪子即猪之卒或配合其他药物或食物治疗消渴，每收良效。用法如下。

方法一：生猪胰 1 个，先用开水反复洗净，然后切成小块。煮熟后，每日空腹吞服 6 克，连服 1 个月。或猪胰 2 个，焙干研粉，每服 10 克，每日三次，开水送服。

方法二：猪胰 15 克，切成小块，用豆腐皮包裹，如豌豆大小，置温水中浸湿，另用生山药、何首乌各 15 克，煎汤送服，每日一剂。

方法三：猪胰 1 个，山药 200 克，加水炖熟，食盐调味，每日一次。

方法四：猪胰 1 个，煮汤，加薏苡仁 60 克，煮粥。猪胰加盐佐膳。

方法五：猪胰炖黄芪，猪胰 1 个、黄芪 30 克共煮汤，熟烂后加食盐调味，饮汤吃肉。

93　蜂胶——人体血管清道夫

医学观察发现蜂胶的降糖本领并非纸上谈兵，其远期效果也是非常明显的。这是因为蜂胶具有以下几方面的作用。

（1）保护神经作用：糖尿病可以引起神经系统的损伤，累及消化、循环、泌尿等系统，而蜂胶具有很强的修复受损神经的作用，更让人放心的是它可以保护完好的神经系统免受伤害。针扎感、痒感是神经系统受侵害的最明显病症，蜂胶对它的作用在 15 ～ 20 天内即可见效，使针扎感、痒感消失。

（2）修复组织功能：蜂胶具有促进组织修复的作用，可以修复因糖尿病而造成的伤口难愈。具有这种“祛腐生肌”功能的药物极为少见；在诸多并发症中，心脑血管疾病是病死率最高的，享有“血管清道夫”美誉的蜂胶，可以疏通、清理血管，降脂，降糖，从而可以明显减少冠心病、脑梗死的发生与发展。

（3）减轻临床症状：乏力是糖尿病最常见，且难于消除的并发症之一。用蜂胶治疗一个星期，90%以上的患者都反映乏力减轻。糖尿病眼底病变用蜂胶治疗2～4周，就会有所改善。便秘、腹泻者食用蜂胶后多数2～4天症状消失。对于集多种并发症于一身的重症患者，蜂胶可在2个月内使大到下肢坏疽、肾衰，小到乏力、口渴等16种症状减轻。

（4）抗病毒的作用：蜂胶的抗病毒作用已经得到科研人员的广泛认同。蜂胶中含有的胰蛋白酶等多种活性酶和抗病毒成分，对恢复胰腺功能的作用是积极的。

（5）双向调节血糖作用：蜂胶中的黄酮类、萜烯类物质，具有促进外源性葡萄糖合成肝糖原和双向调节血糖的作用，能有效调节内分泌，促进糖代谢，刺激胰岛素分泌，降低血糖，缓解症状。蜂胶能活化细胞，促进组织再生，对修复病损的胰岛细胞和组织，作用是肯定的。蜂胶与蜂王浆合用，效果更好。

小贴士

临床应用发现，极少数人对蜂胶过敏，过敏率约为0.3‰。蜂胶过敏基本表现为三种症状：其一，较为严重的过敏，主要表现在皮肤上，局部或全身出现丘疹，并伴随着皮痒；其二，口部过敏，症状是嘴唇肿胀甚至发麻；其三，肠道过敏，下腹部不舒服，出现轻度腹泻。有些人对蜂胶的过敏有一定的潜伏期，使用后5～7天出现过敏，有的甚至1个月左右才出现。出现过敏时，停止食用即可。症状严重者，可服用一些抗过敏药。

94 蜂蜜——糖尿病患者可选的甜品

糖尿病患者要回避甜食，这是人所共知的，也是糖尿病患者所牢记

的。蜂蜜以甜著称，人们普遍认为蜂蜜是糖尿病患者的禁忌食品。然而，这是对蜂蜜和糖尿病研究不够的情况下产生的先入之见。有人以25名糖尿病患者和25名正常人为对象，服白糖和服蜂蜜后按时间测试血糖以作比较。实验结果：服白糖的糖尿病患者和一般情况一样，摄取糖后上升的血糖值在很长时间内没有下降，持续性高血糖。服蜂蜜的糖尿病患者，在服用后15分钟，血糖急剧上升，以后开始下降，1小时后恢复到服蜂蜜前的血糖值，2小时后恢复到正常值，服蜂蜜的糖尿病患者对血糖值增加的趋势和正常人类似。由此可见，适量服用蜂蜜，蜂蜜中的葡萄糖和果糖不会造成糖尿病患者的高血糖值的持续危险；相反，能供给营养和能量。因此，可以确切地说，天然成熟蜜虽甜但有降血糖作用，可以用于糖尿病的防治。其实，早在汉代圣医张仲景《金匮要略》中就提到用蜂蜜治疗糖尿病。民间也流传有"鸡蛋蜂蜜治疗糖尿病"的验方，但需要指出的是，糖尿病患者食用蜂蜜要适量，不可过量。

小贴士

在食用蜂蜜时，应注意不要用开水冲调或高温煮沸。因为在高温时，蜂蜜中的很多营养素（尤其是维生素和酶类）会被破坏，且影响原有的色、香、味。故在食用蜂蜜时，只要用温开水稀释调匀就可以了。要注意蜂蜜不能盛放在金属器皿中，以免增加蜂蜜中重金属的含量。蜂乳不适合那些对花粉过敏者食用，低血糖的人也不宜多食。蜂蜜有润肠通便的作用，患泄泻或便溏者忌食。

95 蜂王浆——调节机体代谢，增强免疫力

蜂王浆是工蜂上颚分泌的专供蜂王和蜂幼虫食用的乳白色或淡黄色的浆状物质。新鲜的蜂王浆呈酸性，pH为3.5～4.5，部分溶于水。研

究表明，蜂王浆含有蛋白质、脂肪、维生素、矿物质、糖类等多种营养物质。蜂王浆与蜂蜜迥然不同，含糖量仅14%。尤值得一提的是，它内含活性的不饱和脂肪酸和多肽类胰岛素，既可调节人体内分泌，增强免疫力，又可降低血糖。因而有人主张用蜂王浆与蜂胶配合对糖尿病进行治疗。蜂王浆除对糖尿病有治疗作用外，还可调节机体的新陈代谢，提高机体对各种不良环境的抵御能力，有助调节神经系统，使人体保持愉悦感，精力充沛，情绪处于最佳状态；并调整机体代谢，提供丰富的维生素，促进组织神经再生，对神经衰弱、失眠、健忘、忧郁等症有良好作用，并且能给皮肤以全面的营养护理，帮助改善肌肤功能。因此，正常人同样可以食用蜂王浆提高自身免疫力，达到强身健体的作用。需要指出的是，糖尿病患者不可过量食用蜂王浆。

96　蚂蚁——调节免疫，抑制胰岛抗体

蚂蚁是地球上最常见的昆虫。蚂蚁的种类繁多，已知世界上有9 000多种。蚂蚁的寿命很长，工蚁可生存几星期至3～7年，蚁后则可存活十几年或几十年。一个蚁巢在一个地方可生长数年，甚至50多年。

蚂蚁含70多种营养物质，如人体必需的8种氨基酸、锌等微量元素和多种维生素。蚂蚁是高效的免疫增效剂和安全的免疫抑制剂，可调节内分泌紊乱，增强糖、蛋白质、脂肪的代谢，激发胰岛B细胞的功能，从而提高胰岛素活性、抑制胰岛素抗体的产生，能促进胸腺等免疫器官的增生、发育，使血液中的白细胞增加，故可从各方面纠正老年个体免疫低能、失调和紊乱状态。蚂蚁体内的锌是碳酸酐酶、脱氧核糖核酸聚合酶、酞酶、磷酸酶等百余种酶的重要组成部分和激活剂，锌通过调节这些酶的活性，参与和控制糖脂类蛋白、核酸和维生素的代谢，争夺硫醇抑制自由基反应。锌可以激活胰岛素原转变成胰岛素，从而控制和改

善糖尿病的症状。

科学实验证明，蚂蚁还是一种自由基清除剂，可提高血清中 SOD（超氧化物歧化酶）、谷胱甘肽过氧化物酶的活性，具有清除自由基的能力，保护细胞的脂质和增加细胞膜的通透性等良好作用。糖尿病是一种虚损性疾病，关键在于肾虚，肾为先天之本，是人体生理调节中心，肾与神经、内分泌、免疫有密切的关系。糖尿病的内分泌糖代谢紊乱是肾虚的一种形式。蚂蚁是传统的补肾强壮药，因此，以蚂蚁为“君”药治疗糖尿病，补肾寓补于治，使内分泌功能从紊乱恢复到正常，是治疗上从对抗治疗向调节控制的转移。实践证明，使用蚂蚁是在扶正的基础上祛邪，即在健身的基础上发挥治疗作用，不仅无副作用，而且远期疗效可靠。

97 葡萄酒——抗氧化，预防血管老化

葡萄酒是以新鲜葡萄或葡萄液经发酵酿制的低度饮料酒，是佐餐酒的一种。在我国西汉年间就有葡萄酒的正式记载，并对它有很高的评价。唐代的“葡萄美酒夜光杯”成了葡萄美酒最完美的写照；明代医学家李时珍也道出“葡萄酒驻颜色、耐寒”的特点，可见葡萄酒早已被列为保健饮品了。

葡萄酒可以色泽、含糖量、酿制方法来分类，如以色泽分类有白葡萄酒、红葡萄酒和介于红、白中间的桃红葡萄酒，而各色泽的葡萄酒又可按含糖量分为干型、半干型、半甜型、甜型葡萄酒，而这些类型的葡萄酒又可按酿制方法分为天然葡萄酒、加强葡萄酒和加香葡萄酒。随着人们对葡萄酒的不断认识，天然的、低糖、低热量的干型葡萄酒逐渐成为人们的时尚。葡萄酒中含有特别多的 B 族维生素，尤其是被称为维生素 B_1 的硫胺素居多，另外，具有微量包含维生素 B 复合体的泛酸，都是能在体内促进糖分解的物质。甚至，葡萄酒中也含有甘油，这是逐渐分

解的脂肪酶分泌的物质。另外，多酚的抗氧化性作用也对血管老化的预防非常有效。根据病情症状的程度不同，可以饮用葡萄酒的量也不一样，服用前应向医生咨询。其中因肝脏问题引起的糖尿病情况，是绝对严禁酒精的，葡萄酒也不例外。

小贴士

喝洋葱泡的葡萄酒可以降血压，辅助治疗糖尿病、夜晚尿频、失眠等症。具体操作方法：将洋葱洗净，切去少许头、尾，剥下外皮，切成八等分的半月形；将洋葱装入可密封的玻璃瓶内，添加红葡萄酒（将剥下的茶色外皮也装入效果会更好）；将瓶盖盖密，放在阴凉处两三天后，把瓶内的洋葱片过滤掉，再将酒装入瓶中盖好，放冰箱冷藏，滤过的洋葱可以食用。饮用：一次量约1/4杯（约50毫升），60岁以上者减半.每天早餐后、睡觉前各饮一次，保养者只需睡前一杯，若取浸过的洋葱两三片一起食用效果更好。

三、降血糖的食疗方

98　糖尿病患者可以喝粥吗

我的一位患者老刘对我说："我很喜欢喝粥，可是听人说喝粥等于喝糖水，我就害怕了，再也不敢喝粥了。可又有的书上说大米粥、胡萝卜可以降糖；玉米糁粥、小米粥可以补充粗纤维。我左右为难，想问一下，糖尿病患者可不可以喝粥？大米、小米、玉米、燕麦哪些煮粥可以喝？是不是煮得时间短些就好，煮时间长了不好？各种豆类和玉米糁放在一起煮粥，不知好不好？"实际上老刘提的问题很好，而且具有普遍性，不少患者有此疑惑。首先可以明确地说：喝粥不等于喝糖水。大米粥可以喝，燕麦、小米、玉米粥同样可以喝，至于煮的时间同平常一样。粥有很多种，有煮得比较烂的，也有整粒饭的如潮州粥。煮得很烂的那种粥，肯定会引起血糖升高，但这不全是粥的错。

其一，喝粥一般都是在早晨或上午，而在凌晨 2 点到中午 12 点由于身体激素分泌，血糖普遍偏高，到了中午和下午、午饭和晚饭时间，人体的血糖相对平稳，这与激素分泌有关。

其二，早上喝粥的人习惯搭配面包、油条等淀粉类食物，粥原本是糖类，面包、油条等又是淀粉类食物，这样一来，糖类就超标了，血糖自然飙升。

研究数据也表明，米粥的血糖生成指数并不比米饭高。《中国食物成分表 2002》记载，米饭的血糖指数为 83.2，而米粥的血糖生成指数是 69。

小贴士

糖尿病患者虽然可以吃粥，但并不鼓励过量喝粥。因为早餐喝了过量粥，就很难去喝牛奶、豆浆等对稳定血糖有帮助的营养食物。如果有长期喝粥习惯的患者，要做到以下几点，或许可以帮助控制血糖：一是不宜进食太多、太烂的粥；二是最好搭配牛奶、青菜、豆浆等，这些食物对稳定血糖有帮助。

99　药粥治疗疾病安全又方便

传统的药粥疗法之所以久盛不衰，沿用至今，是因为它独特的剂型和疗效。中药剂型有丸、丹、膏、散，这些剂型制法工艺较复杂，处方固定不变，不能灵活组方配药为其不足之处；还有汤剂，虽然应用广泛，但也因药物的异味特性，而致患者难以接受。药粥则是从传统汤剂中脱颖而出的一种剂型。它的剂型简单，既可单味药与米谷同煮，也可几味药配用与米谷煮粥；还可根据病情及个体差异，灵活组方，按季节气候的变化适时选用，适合于长服久食，便于充分吸收，经济简便，安全有效。由于药物或药汁与米谷同煮成了粥剂，既可充饥，又可食疗；既有利于药物成分的吸收，又能制约药物的不良反应，适于长服久食，因此，深受医家推崇，民间百姓喜欢。

100　药粥食材首选粳米

粳米俗称大米，是由稻子的籽实脱壳而成的。粳米是中国人的主食之一。无论是家庭用餐还是去餐馆，米饭都是必不可少的。粳米味甘淡，性平和，每日食用，百吃不厌，是天下第一补人之物，南方人更是以其为主食，经常食用。粳米熬粥有什么养生作用呢？

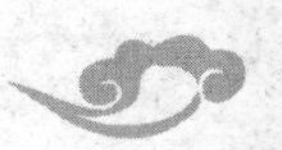

（1）粳米含有大量糖类，是热量的主要来源，所以糖尿病患者使用粳米做药粥时用量宜适量。粳米中蛋白质占7%，其所含人体必需氨基酸也比较全面，还含有脂肪、钙、磷、铁及B族维生素等多种营养成分。

（2）中医治病常将粳米加入方药中，取其可补正气之功。中医认为粳米有补中益气、健脾养胃、益精强志、和五脏、通血脉、聪耳明目、止烦、止渴、止泻的功效，认为多食能令“强身好颜色”。历代医家对粳米功用论述颇多，诸如益气、止烦、止渴、止泻、补中、壮筋骨、益肠胃；煮汁主心痛，止渴，断热毒下痢；合芡实作粥食，益精强志，聪耳明目。明代汪颖也说：“粳有早、中、晚三收，以晚白米为第一。……天生五谷，所以养人，得之则生，不得则死。唯此谷得天地中和之气，同造化生育之功，故非他物可比。”

（3）粳米熬成粥具有补脾、和胃、清肺的功效，有益于婴儿的发育和健康，能刺激胃液的分泌，有助于消化，并对脂肪的吸收有促进作用，亦能促使奶粉中的酪蛋白形成疏松而又柔软的小凝块，使之容易消化吸收，因此用米汤给婴儿作辅助饮食是比较理想的。

（4）米油为煮米粥时，浮于锅面上的浓稠液体，性平味甘，大能补虚，老幼皆宜，病后、产后体弱之人尤为适合。《本草纲目拾遗》云：“米油滋阴长力，肥五脏百窍。力能实毛窍，最肥人。”《随息居饮食谱》曰：“补液填精，有裨羸老。”另外，《紫桂单方》中有对男子精少不育的专门论述：“治精清不孕：煮米粥滚锅畔面上米沫浮面者，取起加炼过食盐少许，空腹服下，其精自浓。”

101　如何科学配制药粥

药粥虽为滋补强壮、延年益寿的食疗佳品，然而配制方法是否科学，却直接关系到食用口感、味道及其药效的高低。因此药粥的配制，应根据不同药物的性能与特点采用不同的配制方法，归纳起来，有以下几种形式。

（1）药汤煮粥法：把中药煎取浓汁后去渣再与谷同煮粥食，这种方法较为常用，例如黄芪粥、麦冬粥、酸枣仁粥等。

（2）药末掺入法：将中药研成细粉，再与米谷同煮，如菱粉粥、莲子粉粥、贝母粉粥等。这类药粥，为了便于制作与服食，先把中药磨成粉状，与米一同煮为粥糊食用。

（3）药汁兑入法：将药物煎煮取浓汁备用，待米粥即熟时兑入药汁再稍煮熬。选用质地滋腻，根块类或芳香类药物煮粥宜用本法。前者如鸡肉、猪蹄、猪心肺、熟地黄、玄参等，可用文火久煎取汁备用。后者如藿香、佩兰、薄荷、菊花、葱白等宜武火急煎取汁。

（4）原汁拌和法：待米粥煮至将熟时，将原药汁直接兑入粥中，拌和均匀令沸即成。此类药汁如烊化阿胶、龟胶、鹿胶、胆南星及牛乳、羊乳、甘蔗汁、萝卜汁、蜂蜜等。

（5）药米同煮法：以中药直接与米谷同煮为粥，凡可供食用的中药，大部分均可采用这种煮制方法。例如山药、大枣、扁豆、百合、茯苓、玉竹、胡桃等，均可切碎或捣为粗末与米同煮粥。

102　熬制药粥的注意事项

（1）注意水量：煮制药粥，应掌握好用水量。如果加水太多，则无端地延长煮煎时间，使一些不宜久煎的药物失效。况且煎汁太多，患者难以按要求全部喝下。加水太少，则药物有效成分不易煎出，米也煮不烂。用水的多少应根据药物的种类和用米的多少来确定。

（2）注意火候：煮药粥要掌握一定的火候，才能使煮制出来的药粥不干不稀，味美适口。在煮粥过程中，如果用火过急，则会使药液沸腾

外溢，造成浪费，且容易煮干；若用小火煎煮则费工费时。一般情况下是用急火煎沸，慢火煮至成粥的办法。

（3）注意时间：药粥中的药物部分，有的可以久煮，有的不可以久煮。有久煮方能煎出药效的，也有的久煮反而降低药效的。煮粥时间常根据药物的性质和功用来确定，因此把握好煮粥的时间亦极为重要。

（4）注意容器选择：能够供煮粥的容器有砂锅、搪瓷锅、铁锅、铝制锅等。依照传统习惯，最好选用砂锅。为使药粥中的中药成分充分析出，避免因用金属（铁、铝制）锅煎熬所引起的一些不良化学反应，所以，用砂锅煮粥最为合适。新用的砂锅要用米汤水浸煮后再使用，防止煮药粥时有外渗现象。刚煮好粥后的热锅，不能放置冰冷处，以免砂锅破裂。

103　糖尿病患者宜吃的降糖粥

药粥降糖方法简单易学，不需要掌握高深的理论，也不需要多少条件。药粥疗法集医学理论、民间医疗于一体，只要运用得当，可收到明显的防病治病的作用。药粥疗法强调对糖尿病患者进行整体调理，有单纯药物所不及的独特疗效，更为重要的是药粥疗法能将平时治疗寓于美食之中，长期坚持能达到其他疗法所不及的治疗效果；对于无病之人还可以起到强身健体的作用，且无副反应。如能长期坚持食用，大有裨益。

枸杞粳米粥

【配料】枸杞子 15 克，粳米 100 克。

【制法】

（1）将枸杞子洗净，粳米淘洗干净，同放入锅内，加水适量。

（2）将锅置大火上烧沸，用小火熬煮成粥即成。

【功效】滋补肝肾，生津止渴。适用于糖尿病肝肾不足者，症见口舌干燥、头晕目眩、久视昏暗等。每日早、晚温服，可长期食用。

小贴士

枸杞子有滋补肝肾之阴和生津止渴的作用，能用于内热伤津之消渴。民间治消渴（糖尿病）验方，单用本品蒸熟嚼食，每次10克，每日2～3次，或每日15～30克煎汤代茶服，均有效验。若将本品与滋阴生津、益气之品如天花粉、生山药、生地黄、生黄芪等同用，则疗效更佳。药理研究亦证明，宁夏枸杞提取物可引起大鼠血糖显著而持久的降低。

黄芪粳米粥

【配料】生黄芪10克，粳米100克。

【制法】

（1）将生黄芪切成薄片，放入锅内，加水适量，煎熬取汁。

（2）粳米淘洗干净，连同黄芪汁一起放入锅内，加水适量，置大火上烧沸，再用小火熬成粥即成。

【功效】补益元气，健脾养胃。适用于糖尿病气虚者，症见神疲乏力、心慌气短、体虚自汗、慢性腹泻。每日1剂，分早、晚服用。

小贴士

黄芪为常用的补气类中药之一。黄芪在防治糖尿病和糖尿病肾病方面也有较好的作用。现代医学研究证实，黄芪多糖有调节血糖的作用，有人用黄芪多糖冲剂治疗2型糖尿病有降低血糖、改善临床症状和胰岛素抵抗的作用。黄芪在防治糖尿病肾病方面的作用更为显著，有文献报道称黄芪能够提高血浆白蛋白水平，促进机体的蛋白质合成，减少尿蛋白的排出量。老年糖尿病患者多具有体质虚弱和并发症多的特点，适当地服用黄芪来防治糖尿病并发症和提高免疫功能是明智之举。

扁豆粳米粥

【配料】白扁豆 50 克，粳米 100 克。

【制法】

（1）将白扁豆洗净，放入锅内，粳米淘洗干净，待用。

（2）在放有白扁豆的锅内加水适量，先用大火烧沸，再用小火熬煮。

（3）煮至五成熟时，加入粳米，继续用小火煮至米开花汤稠即成。

【功效】健脾养胃，清热止泻。适用于糖尿病脾胃虚弱者，症见腹腔胀满、食少呕逆、慢性久泻。每日 2 次，分早、晚服用。

葛根粳米粥

【配料】葛根 15 克，粳米 100 克。

【制法】

（1）将葛根洗净切成薄片，加水磨成浆，取浆水（淀粉）晒干，备用。

（2）将粳米淘洗干净，放入不锈钢锅内，加水适量，用大火烧沸，再用小火熬煮至半熟，加入葛根粉，继续煮熟即成。

【功效】清热生津。适用于糖尿病阴亏津伤者，症见心烦口渴、头晕目赤。一日分顿服。

山药猪肚粥

【配料】猪肚 150 克，山药 50 克，盐、葱、姜适量。

【制法】将猪肚煮熟，再入山药同炖至烂，稍加盐、葱、姜调味。

【功效】滋养肺肾。适用于糖尿病消渴多尿者。空腹食用，每日 1 次。

小贴士

山药，又名“怀山药”，因旧时河南怀庆盛产山药，质量最优而得名。传统地道药材山药，是医食皆可的补益养生佳品。我国食用山药已有三千多年历史，《神农本草经》将其列为上品，认为山药具有“补虚羸，除寒热邪气，补中益气力，长肌肉，久服耳聪目明，轻身不饥延年”的功效。山药功能：具补脾养胃、生津益肺、补肾涩精之效，可用于脾虚食少、久泻不止、肺虚喘咳、肾虚遗精、带下、尿频、虚热消渴。炒山药补脾健胃，用于脾虚食少、泄泻便溏、白带过多。经现代医学研究证明，山药能增强小肠的吸收功能，有降血脂、增强免疫功能和抗衰老的作用。山药益气养阴，性平而不燥，用其治疗消渴已有悠久的历史。不少治疗消渴的名方如六味地黄丸、玉液汤等，都配有山药。近代亦有报道，单用大剂量怀山药为主食，水煮连汤服用，治疗糖尿病有效，说明传统经验确有科学道理。

猪肚粳米粥

【配料】雄猪肚 1 具，粳米 100 克，豆豉、葱 、椒、姜各适量。

【制法】先将猪肚洗净，煮取浓汤，去肚，入粳米煮作粥，再下豆豉、葱、椒、姜等调料。

【功效】补中气，健脾胃。可防治糖尿病。早、晚食用。

萝卜粳米粥

【配料】新鲜萝卜 250 克，粳米 100 克。

【制法】将新鲜萝卜洗净切碎，同粳米煮粥。或用鲜萝卜捣汁，和米同煮粥。

【功效】化痰止咳，消食利膈，止消渴。适用于老年糖尿病以及老年慢性气管炎。早、晚餐温热食用。

【禁忌】忌同时服用首乌、地黄等中药；脾胃虚寒者不宜服。

羊胰降糖粥

【配方】羊胰 200 克，大米 100 克，葱花 5 克，精盐 2 克，芝麻油 1 克。

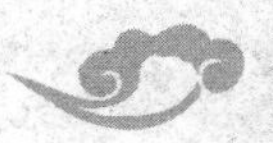

【制法】

（1）将羊胰洗净，切成2厘米见方的块；大米淘洗干净。

（2）将大米、羊胰放入锅内，加入清水，煮至成粥，调入葱花、芝麻油、精盐即可。

【功效】清肺热，止消渴。

百合葛根粥

【配方】百合10克，葛根10克，大米150克。

【制法】

（1）将百合洗净，撕成瓣状；葛根切片；大米淘洗干净。

（2）将葛根放入锅内，加入清水、大米、百合，先用武火烧沸，改用文火煮50分钟即成。

【功效】补肺清热止渴。

五味山药粥

【配方】五味子15克，山药20克。

【制法】将五味子洗净，去杂质；山药浸泡一夜，切成薄片；将五味子、山药放入锅内，加入清水，置武火上烧沸，再用文火煮55分钟即成。

【功效】益气生津，补肾养心。

沙参莲子粥

【配方】北沙参10克，莲子20克，大米100克。

【制法】

（1）将北沙参洗净，润透，切2厘米长的段；莲子洗净，浸泡一夜，去芯；大米淘洗干净。

（2）将北沙参、大米、莲子同放锅内，加入清水，将锅置武火上烧沸，再用文火煮50分钟即可食用。

【功效】滋阴健脾，生津止渴。

燕麦山药粥

【配方】燕麦片 50 克，鲜山药 100 克。

【制法】将山药切片，与燕麦片加水共煮为粥。

【功效】此膳适用于脾肾两虚患者，每日服用一次。

天花粉粳米粥

【配料】天花粉 15 克，粳米 100 克。

【制法】天花粉与粳米同煮粥。

【功效】可防治糖尿病及热病伤津、口渴多饮。 每日两次，3 天为 1 个疗程。

菠菜根粳米粥

【原料】鲜菠菜根 250 克，鸡内金 10 克，粳米 100 克。

【制法】

（1）将菠菜根洗净、切碎，与鸡内金一起放入锅内，加水约 500 毫升，煎煮 30 分钟。

（2）将粳米淘洗干净放入锅内，适当加水，煮烂成粥并将上述煮熟的食物加入拌好，即可食用。

【功效】通利脏腑，止渴润肠。适用于糖尿病脏腑失调者，症见口干舌燥、渴不思饮、脘腹胀满、尿赤便秘。一日分 2 次服。

小贴士

菠菜又叫菠棱、菠棱菜、角菜，被人誉为清热通便的常青菜。按照中医的养生原则，春季通肝，补五脏应以养肝为先。而众多蔬菜之中，最适宜养肝的就是菠菜。中医认为菠菜性味甘凉，能养血、止血、敛阴、润燥，长于清理人体肠胃的热毒。现代医学研究还证实，菠菜可刺激胰腺分泌，助消化又能润肠，慢性胰腺炎、

便秘、肛裂、痔疮出血者可常食、多食，且菠菜根对糖尿病有治疗作用。

地骨皮粳米粥

【配料】地骨皮 10 克，桑白皮 10 克，麦冬 15 克，面粉 100 克。

【制法】先煎 3 味药，去渣，取汁，与面粉共煮为稀粥。

【用法】早、晚食用或渴即食之，不拘时。

【功效】清肺，生津，止渴。适用于消渴（糖尿病）、多饮、身体消瘦者。

小贴士

中药枸杞子，人人都很熟悉，而枸杞子树的根皮亦可入药，称之为地骨皮。地骨皮性寒而味甘、淡，能凉血退蒸、清泄肺热，可以治疗骨蒸潮热、肺热咳嗽、吐血、尿血、消渴尿多、虚火牙痛等症。现代研究表明，地骨皮能解热镇痛、抗病原微生物（如金黄色葡萄球菌、伤寒杆菌等）、降血压、降血糖、降血脂，并有免疫调节作用。

104　糖尿病药粥食疗注意事项

糖尿病患者食用药粥时，应做到根据病情，辨证选粥。因为中药有寒、热、温、凉的不同性味，所以，药粥随着加入药物的不同，性味也有差异。寒证用温性粥，热证用寒凉粥，气虚用补气粥，血虚用补血粥等，都必须注意，切不可不究药性，滥施妄用。药粥的配制煎煮方法是根据不同药物的性能与特点决定的。煎煮方法是否科学合理，直接影响到药粥的疗效。

105　糖尿病患者宜喝的降糖汤

汤羹保健是中国饮食文化与中医药文化相结合的产物，厨师调五味，医生亦调五味，既有共性又有不同之处，对食疗的把握即是将两者巧妙地结合在一起。不管是从历史源流、方药构成、制法过程、科学分析各个方面来看，汤羹保健都是饮食与医药的精华所在。但需要说明的是，作为糖尿病患者的保健汤羹，首先应满足食物应该具有的色、香、味、形等基本要求；而从作为药的方面来说，则应尽量发挥食物本身的功效，合理搭配，辨证用膳。即使需要加入药物，药物的性味也要求尽量甘、淡、平和、无异味，不能因用药就丢了膳。

百合芦笋汤

【原料】百合 50 克，罐装芦笋 250 克，精盐、味精、料酒、鲜汤各适量。

【制法】

（1）将百合入温水中浸泡，发好后洗净。

（2）净锅中放入鲜汤，把发好的百合放入锅内加热煮沸一段时间，捞出百合，在汤中加入料酒、精盐、味精，把调好味的汤盛入装芦笋的碗内即成。

【用法】佐餐食用。

【功效】补益肝肾。适宜于糖尿病患者饮用。

小贴士

百合是常用的保健食品和中药，因其鳞茎瓣片紧抱，“数十片相摞”，状如白莲药，故名“百合”。百合分为细叶百合、麝香百合。人们常将百合看作团结友好、和睦相处的象征。民间每逢喜庆节日，有互赠百合的习俗，或将百合做成糕点之类食品，款待客人。百合为药食兼优的滋补佳品，四季皆可食用，但更宜于秋季。

葱姜豆腐汤

【配料】嫩豆腐块 2 块，植物油 15 克，葱 3 棵，姜 3 片，精盐 3 克，

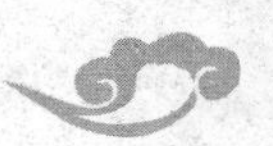

味精2克。

【制法】将豆腐洗净，切成片，放入油锅内煎至微黄捞出。葱洗净，用热水泡软，逐棵绕成葱结。将汤锅置火上，放油烧热，下入精盐爆炒姜片。加入清水、豆腐片煮一会儿，再放入葱、味精。待汤开后，盛入汤碗内即成。

【用法】佐膳食用，每日2次，每次1小碗。

【功效】补气养血。适用于糖尿病气血亏虚者，症见神疲乏力、口舌干燥、心烦失眠、消瘦出汗。

鲜味螺蛳汤

【配料】螺蛳450克，鸡汤500克，精盐2克，料酒3克，味精1克，葱15克，姜3克，紫苏、薄荷叶各少许。

【制法】将螺蛳洗净，用刀将其尾部敲破。紫苏、薄荷叶洗净备用。姜拍破，与葱、料酒投入锅内炒片刻，再将螺蛳和紫苏、薄荷叶、精盐、味精、鸡汤一同煮熟。上桌时去紫苏、薄荷叶、姜、葱即可。

【用法】佐餐食用。

【功效】补益肝肾。适宜于糖尿病患者饮用。

赤豆鲤鱼汤

【配料】大鲤鱼1条（约500克），赤小豆30克，陈皮10克，草果2个，小椒10克，食盐3克，姜2克。

【制法】先将鱼宰杀，去鳞，去鳃及内脏，洗净下入锅中，加水煎煮，煮沸后入药物和调料，煮熟即成。

【用法】佐餐食用。空腹食肉喝汤，作为辅助食疗。

【功效】利水止渴。主治消渴、水肿、黄疸、脚气等病。

海蜇马蹄汤

【配料】海蜇头60克，生荸荠60克。

【制法】先将海蜇头漂洗去咸味，生荸荠洗净去皮。两物同入锅中，加清水煎煮至熟。

【用法】佐餐食用。服用时可将蜇头和荸荠取出蘸酱油食，汤可不拘时饮之。

【功效】清热泻火，益阴生津。适用于心烦、口渴、多饮及耳聋耳鸣等。

海蜇荸荠汤

【配料】海蜇30克，鲜荸荠15克，葱、姜、蒜适量。

【制法】海蜇以温水泡发、洗净、切碎，荸荠去皮洗净，共同放入锅中，加水以小火煎，放入佐料，煮约1小时即成。

【用法】佐餐食用。顿服或分次饮用均可。

【功效】滋阴清热。可治疗消渴多饮、口燥咽干以及阴虚内热型的支气管炎、糖尿病等。

小贴士

海蜇别名水母、海蛇。海蜇自古被称为“海产八珍”之一。海蜇状如降落伞，其“伞盖”经过加工即成海蜇皮；“伞盖”下的口腔与触须部分经加工后，即成海蜇头。海蜇作为一种自然资源被利用，在中国有悠久的历史，早在1 700多年前的晋代已有腌渍海蜇为食的记录。中医认为海蜇头与海蜇皮二者功效相似，性味均为咸平，可消热、化痰、消积、润肠，对女性劳损、烫伤火伤、瘿瘤、咳嗽、哮喘、痞满、便燥、痰核、酒醉烦渴、气管炎、小便不利等都有辅助疗效。海蜇作为保健食品，还具有扩张血管、降血脂、降血压等功能。

106　糖尿病降糖汤的科学配制

药膳糖尿病汤虽为滋补强壮、延年益寿的食疗佳品，然而配制方法是否科学，却直接关系到食用口感、味道及其药效的高低。因此药膳糖

尿病汤的配制，应根据不同药物的性能与特点采用不同的配制方法，归纳起来，有以下几种形式。

（1）药膳糖尿病汤的配方需遵循两个原则：一是中医方剂组成的主次辅佐关系，二是膳食的调配原则。前者在组成药膳糖尿病汤配方时，对所使用的原料应有主次辅佐关系。后者主要是指要使药膳糖尿病汤既有中药的特点，又要符合膳食的要求，有色、香、味、形、质等方面的美感。二者必须互相协调，才有利于增强药膳糖尿病汤的食疗效果。

（2）药膳糖尿病汤配方要分清主次关系，除与配方中各种原料的作用有关外，也和各种原料的用量密切相关。一般来说，居于主要地位的原料其用量应大于其他原料，而一般性食物原料如大米、面粉和某些蔬菜、肉类，由膳食种类如汤饭、糕点、菜肴所决定，它们虽占有较大的分量，一般并不居于主要地位。

小贴士

确定一种药膳糖尿病汤的用量，首先是以一人食用为准，确定其总量，供一人一次食用，或一日、两日食用，做一日食用的通常是分两次食用，供两日食的以此类推。在总量的范围内，按比例决定各种原料的用量。每种原料的一日用量、食物部分，按个人的食量确定，并参照食物的营养素含量和膳食营养标准；中药部分，参照中药学或国家药典规定。究竟一种药膳糖尿病汤用多大的用量，要考虑药膳糖尿病汤制作的可操作性。

107　现代药茶的概念与作用

药茶是中医的传统治疗方法之一，有着悠久的历史。有的药茶由茶或药物组成，经加工制成，是可供饮用的具有治疗作用的特殊饮料，它们既可供人们工作之余、饭后饮用解渴，又可以防治疾病，缓衰抗老。有的药茶以“茶”的形式出现，与平时所说的茶饮不完全相同，可以说只是饮用形式相同。但不管药茶是以何种形式出现，从疗效上看，药茶的有效成分溶出量大，药液质量好，具有携带方便、冲泡饮用、便于长期饮用等优点。正是由于药茶具有方便、有效、天然、节约的优点，而且既有针对性，又有灵活性，所以也就决定了药茶在临床运用上的广泛性，受到了人们的欢迎。在中国的古代医籍里，有关药茶治病的方法随处可见。药茶一般作用持久而缓和，并无呆滞中焦脾胃之弊，还可以减少服药的精神负担，是一种既有汤剂之优点，又十分方便的剂型，有利于患者的调养和治疗。尤其是那种素有饮茶嗜好的患者，更容易接受。如果经常坚持饮用，辅以饮食疗法，可以达到治疗疾病，控制症状的效果。

108　糖尿病患者宜喝的降糖药茶

药茶疗法是指应用某些中药或具有药性的食品，经加工制成茶剂以及汤、浆、汁、水等饮料，用于防治疾病的一种方法。药茶不同于一般的茶饮，需要根据糖尿病患者的症状，依据药物的性能特点进行配方，并依据药茶的浸泡特点进行操作。药茶应用于临床，使用方便，口味清甜，疗效可靠，具有既可治病又可养生之优点，深受患者欢迎。现介绍几种能降糖的药茶方，以供选用。

花粉消渴茶

【配方】天花粉 100 克。

【制法】将花粉加工制成粗末，每日 15 ～ 20 克，沸水冲泡，盖盖焖几分钟即成。

【用法】每日代茶频饮。久服效果明显。

【功效】清热，生津，止渴。主治消渴、身热、烦闷、大热，并能补虚安神。适用于糖尿病肺胃燥热者，生津止渴作用尤佳。

小贴士

天花粉，又名栝楼根，为葫芦科植物栝楼或双边栝楼的干燥根茎。其味甘、微苦、酸；性微寒。其具有生津止渴，降火润燥，排脓消肿的功效。可用于热病口渴、消渴、黄疸、痈肿、痔瘘等症的治疗。天花粉对治疗糖尿病的效果比较显著，是生产治疗糖尿病药物的主要原料之一。

麦冬消渴茶

【配方】麦冬、党参、北沙参、玉竹、天花粉各 9 克，知母、乌梅、甘草各 6 克。

【制法】研成粗末，加绿茶末 50 克，煎茶水 1 000 毫升，冷却。

【用法】每日代茶频饮。

【功效】养阴润燥，生津止渴。

田螺消渴茶

【配方】田螺 10 只。

【制法】洗去泥沙，加清水煮汤代茶饮。

【用法】每日代茶频饮。

【功效】清热止渴。适用于糖尿病消渴多饮症。

小贴士

田螺又名香螺，通常生活在池塘、水田、小溪或河沟里。田螺个体不大，肉不多，其真正的肌肉只是螺口伸出来的头和足。购买田螺时，要挑选个大、体圆、壳薄的，掩片完整收缩，螺壳呈淡青色，壳无破损，无肉溢出，掂之有较重感。要注意选择活田螺，市面供应的田螺难免生死混杂，挑选时可用小指尖往掩盖上轻轻压一下，有弹性的是活螺，否则便是死螺。买回来后要养几天才行，首先用清水洗干净，然后用盆（或桶）放入清水将田螺养着，再滴几滴植物油在上面（让它把肚子里的脏东西吐出来），每天换一次水，5～7天就可以食用。

玉竹乌梅茶

【配方】玉竹、北沙参、石斛、麦冬各9克，大乌梅5枚。

【制法】将上药五味共碾制成粗末，加水适量，煎汤。

【用法】每日代茶频饮。

【功效】养阴润燥，生津止渴。适用于上、中消及热病伤阴烦渴、夏季汗多、口渴多饮等。

五味沙参茶

【配方】五味子10克，沙参10克，麦冬5克，生地15克，生石膏15克，天花粉15克，黄芩6克，知母6克，玄参6克，葛根5克，天冬6克，石斛5克，普洱茶15克，木糖醇3克，清水800克。

【制法】

（1）将上述药物洗净，放入锅内，加入清水。

（2）将炖锅置中火上烧沸，用文火煮25分钟，加入木糖醇即成。

【用法】每日代茶频饮。

【功效】滋阴润肺，清热生津。适用于糖尿病患者。

甘草藕汁茶

【配方】甘草6克，藕300克，木糖醇3克，清水400克。

【制法】

（1）将藕洗净，切成细丝，用白纱布绞取汁液；甘草洗净。

（2）将甘草放入锅内，加入清水，煎煮 25 分钟，滤去甘草，留药液。

（3）将藕汁与甘草液混合均匀，加入木糖醇即成。

【功效】清肺润燥，生津凉血。适用于糖尿病患者饮用。

麦冬马奶茶

【配方】麦冬 10 克，马奶 100 克，木糖醇 3 克，清水 400 克。

【制法】

（1）将麦冬洗净，去心；马奶、清水放入锅内。

（2）将锅置中火上，放入麦冬烧沸，用文火再煮 10 分钟，加入木糖醇即成。

【功效】生津止渴，清热解毒。适用于糖尿病患者饮用。

柿叶降糖茶

【配方】柿子叶 70 克。

【制法】

（1）将无农药污染的柿子叶洗净，放入炖杯内，加水 300 毫升。

（2）把炖杯置武火上烧沸，再用文火煎煮 20 分钟即成。

【功效】生津止渴，清热解毒。适用于糖尿病患者饮用。

葛根麦冬茶

【配方】葛根 10 克，麦冬 10 克，牛奶 50 克。

【制法】

（1）把葛根、麦冬洗净，用 100 毫升水煎煮 25 分钟，滗出汁液。再加入 50 毫升水煎煮 25 分钟，除去葛根和麦冬。

（2）把药液与牛奶搅匀，上中火烧沸即成。

【功效】滋阴补肾，生津止渴。适用于糖尿病患者饮用。胃火大，口渴明显者尤宜。

石斛生地茶

【配方】石斛 9 克，生地黄 9 克，熟地黄 9 克，天冬 9 克，麦冬 9 克，沙参 9 克，女贞子 9 克，茵陈 9 克，生枇杷叶 9 克，炒黄芩 4 克，炒枳实 4 克，西瓜汁 100 克，木糖醇 3 克，清水 800 克。

【制法】

（1）将上述药物洗净，放入锅内，加入清水。

（2）将炖锅置中火上烧沸，用文火煮 25 分钟，加入木糖醇即成。

【功效】清胃养阴，止渴通便。适用于糖尿病患者饮用。

菟丝子消渴茶

【配方】菟丝子 15 克。

【制法】将菟丝子碾碎，用纱布包好，放入杯中，沸水冲泡。

【用法】每日代茶频饮。可以经常服用。

【功效】补肾益精。适用于肝肾阴虚的消渴。

皋芦叶消渴茶

【配方】皋芦叶 100 克。

【制法】将鲜皋芦叶洗净、切碎，水煎。

【用法】每日代茶频饮。

【功效】清热解渴，除烦消痰。适用于消渴之头痛、心烦、口渴、多饮等症。

109 糖尿病降糖药茶饮用注意事项

药茶对病毒性糖尿病有确切的疗效，但医学专家提醒药茶疗法需辨证选茶，辨证选方，只有辨证准确，茶方使用得当，效果才显著。应用药茶防治疾病，首先应注意，平素脾胃虚弱、糖尿病消化力差者，不宜

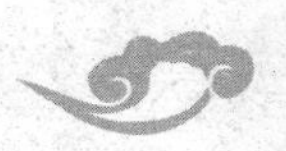

长期饮用。另外药茶疗法对于糖尿病患者而言，亦相似于药物治疗，所以应用某一药茶方，需要在有经验的医生指导下使用。药茶治疗糖尿病，不宜过多饮用，过多地饮用药茶，无疑会增加脾胃的负担，冲淡胃液，削弱消化功能。其次，一般组成茶疗方剂的药物必须是甘淡爽口的，若苦味太浓、异味太烈，必然给糖尿病患者带来恶性刺激，还会损伤脾胃，这是茶疗组方选药时应当注意的事项。总之，药茶疗法应用得当，会取得较为满意的疗效。

110　药茶选用药材的禁忌

不同的食物有不同的属性和作用。因此，应在医生的指导下辨证、辨病地进行食物的选用，合理确定处方。同时要注意食物、食物与药物之间的配伍禁忌。按照传统的习惯，有些食物不能合用，如鸡肉忌糯米、芥末，猪肉忌荞麦、黄豆，等等。这些虽然没有充分的道理，但是民间长期流传的一些忌讳，仍宜慎重为宜。目前临床应用的5 000多种常用中药中，有500百余种可作为药茶原料。如冬虫夏草、人参、当归、天麻、杜仲、枸杞子等。这些药物在与食物配伍、炮制和应用时都需要遵循中医理论，使它们之间的作用互相补充、协调，否则就会出现差错或影响效果。因此，在家中配制药茶对药物的选用有严格的禁忌。自行配制使用药茶时，药物配伍禁忌，一般要参考中药“十八反”和“十九畏”。“十八反”的具体内容：甘草反甘遂、大戟、海藻、芫花；乌头反贝母、瓜蒌、半夏、白蔹、白及；藜芦反人参、沙参、丹参、玄参、苦参、细辛、芍药。“十九畏”的具体内容：硫磺畏朴硝，水银畏砒霜，狼毒畏密陀僧，巴豆畏牵牛，丁香畏郁金，川乌、草乌畏犀角，牙硝畏三棱，官桂畏赤石脂，人参畏五灵脂。以上配伍禁忌，可作为用药参考。

111 糖尿病患者宜用的药酒

酒本身也是药物，并素称“百药之长”。而药酒更是古老而常用的制剂，它能“通血脉，厚肠胃，散湿气，消忧解怒”。因酒可以浸出许多水不能浸出的有效成分，是很好的有机溶媒，多数药物的有效成分都可溶在其中，所以药酒有时比同样的中药煎剂、丸剂作用更佳，在防治糖尿病方面有着更好的疗效。

人参枸杞酒

【配方】人参 20 克，枸杞子 250 克，白酒 2 000 克。

【制法】

（1）将人参烘软切片，枸杞子除去杂质，用纱布袋装药扎口备用。

（2）白酒装入酒坛内，将装有人参、枸杞子的布袋放入酒中。

（3）酒坛加盖密闭浸泡 10 ～ 15 天，每日搅拌 1 次，泡至药味尽出，用细布滤除沉淀，即成。

【用法】每日 2 次，每次服 10 克。

【功效】益气养血。适用于糖尿病气血两虚，症见久病体虚、贫血、营养不良、神经衰弱。

小贴士

人参治疗消渴病是中医的传统经验。据《本草纲目》介绍，研人参为末，以鸡蛋清调服，治疗消渴引饮有效。现代临床亦发现，人参可使轻型糖尿病患者的尿糖降低，也有某些患者服人参后可减少胰岛素的用量。实验研究则表明，人参能降低注射肾上腺素、高渗葡萄糖等引起的兔高血糖，对大鼠、小鼠的四氧嘧啶糖尿病亦有效。人参提取物还有调节血糖的作用。但一定注意：人参因其性偏温，糖尿病患者凡阴虚火旺、感冒发热、高血压、湿热壅滞者，都要禁用；否则，会加重病情。

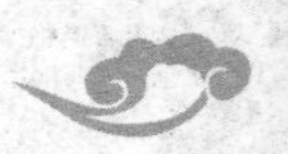

首乌黄精酒

【配方】何首乌 50 克，黄精 50 克，枸杞子 50 克，低度白酒 1 000 克。

【制法】

（1）将何首乌、黄精、枸杞子洗净，装入纱布袋内，扎紧口，放入酒罐内。

（2）将白酒倒入酒罐内，每天搅拌 1 次，浸泡 30 天即成。

【用法】每日 2 次，每次服 10 克。

【功效】滋补肝肾，养阴生精。适用于糖尿病肝肾亏虚者，症见尿频量多、腰膝酸软无力、头昏耳鸣、舌淡、脉细弱。

地黄消渴酒

【配方】干地黄 60 克，白酒 500 克。

【制法】

（1）将地黄用冷水快速冲淋后，晒干备用。

（2）将地黄放入白酒罐内，用不透气的塑料皮封严罐口。

（3）每天将酒罐摇 10 分钟，浸泡 7 天以后即可饮用上清酒液。

【用法】每日 1 次，每次 10 克。

【功效】滋阴养血，舒筋活血。适用于糖尿病阴血不足、筋脉失养者，症见面色无华、口舌干燥，肢体麻木、疼痛等。

小贴士

地黄为玄参科植物地黄的新鲜或干燥块根，药用地黄有鲜地黄、生地黄和熟地黄之分，生地黄（简称生地或干生地）由鲜品干制而成；熟地黄是将干地黄加一定量的黄酒，再经过多次蒸晒，至内外皆成黑色，滋润光泽，柔软，味甜不苦时即成。熟地黄与生地黄的功效有所不同。熟地黄多用于滋补，有补血养阴、生精益髓、滋肾养肝的功效。适用于各种贫血、月经不调、腰膝酸软、遗精盗汗、头晕

心悸、失眠、耳聋耳鸣等症。而鲜生地性寒，故偏于清热凉血，润燥生津。地黄功能养阴清热生津，切合糖尿病阴虚燥热的病机，所以古今医家在治疗本病时，常常用到它。糖尿病患者气阴两虚者较多，因此临床常以地黄配伍人参、知母等同用。这种益气养阴法，着眼于调整患者阴阳、气血的失衡，故既能收到较好疗效，又无引起低血糖、肝肾损害的副作用。临床用以地黄为主药的六味地黄丸，治疗糖尿病也有一定的疗效。近年来的实验研究证实，地黄在动物体内确有降血糖作用。

仙脾消渴酒

【配方】仙灵脾 60 克，白酒 500 克。

【制法】

（1）将仙灵脾用水快速冲淋去灰屑，沥干，装入纱布袋内，扎紧口放入酒罐内。

（2）将白酒倒入罐内，盖好盖，浸泡 7 天即成。

【用法】每日 2 次，每次服 10 克。

【功效】滋补肝肾，强壮筋骨。适用于糖尿病阴阳两损、命门火衰者，症见全身乏力、腰痛肢软、阳痿不举、四肢欠温、口干不渴、脉沉细、舌质淡嫩、苔薄而润。

【备注】仙灵脾性味辛温不热，功能为补命门、助肾阳，是临床上治疗肾阳不足的常用药物。久服无不良反应。

茯苓消渴酒

【配方】茯苓 60 克，白酒 500 克。

【制法】

（1）将茯苓用冷水快速冲淋后，放入罐中。

（2）将白酒装入酒坛内，密封坛口，每天振摇 1 次，30 天后即可服用。

【用法】每日 2 次，每次服 10 克。

【功效】补虚益寿，强筋壮骨。适用于糖尿病脾虚失运者，症见神疲乏力、纳谷不馨，肌肉麻痹、沉重、日见痿弱等。

灵芝丹参酒

【配方】灵芝 30 克，丹参 5 克，三七 5 克，白酒 500 克。

【制法】

（1）将三七、丹参、灵芝洗净、沥干后放入酒坛内。

（2）加入白酒，盖上坛盖，每天搅拌 1 次，浸泡 30 天即成。

【用法】每日 1 次，每次 5 克。

【功效】养血活血，健脾安神。适用于糖尿病合并冠心病，证属阴血不足、瘀血内阻者。症见口舌干燥、胸闷憋气、头昏失眠、舌淡青紫、脉结代。

小贴士

灵芝是功效十分显著的药用真菌，自古被誉为“仙草”。传说秦始皇为求长生不老，派人到东海瀛洲采摘灵芝仙草。《神农本草经》把灵芝列为“上上药”，有“益心气、安精魂、好颜色、补肝益气和不老延年”等功效。随着对灵芝研究的不断深入，灵芝中的成分和药理、药效也不断被发现。现代研究认为，灵芝对人体免疫、中枢神经、心血管循环、呼吸、消化等系统有调节功能和保持健康平衡的作用，可辅助化疗并有抗放射、增加白细胞的功效。此外，食疗还可辅助治疗糖尿病、慢性支气管炎、哮喘病、冠心病、糖尿病、神经衰弱、高血压病、性功能低下等。

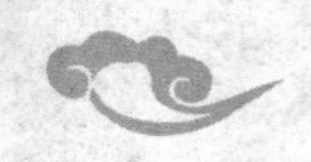

112　糖尿病患者饮用药酒注意事项

药酒也是酒的一种，过多饮用药酒对糖尿病患者没有益处，因为酒精能使血糖发生波动。当空腹过量饮用药酒时，可发生严重的低血糖，而且醉酒往往能掩盖低血糖的表现，所以糖尿病患者饮用药酒也要避免过量。如果糖尿病患者血糖控制尚不稳定，则不宜饮用药酒。血糖控制良好时，可适量饮用药酒，饮用前后应监测血糖，了解药酒对血糖的影响。药酒的用法一般应根据病情的需要、体质的强弱、年龄的差异、酒量的大小等实际情况出发，宜适度，一般每次饮用 15 ～ 20 毫升，酒量小的患者可将药酒按 1 ∶ 1 ～ 1 ∶ 10 的比例与冷开水混合，再按量服用。对于患有糖尿病伴其他慢性疾病的患者要在医生指导下饮用。药酒在医疗上不同于一般的酒，有规定的疗程。有一点应注意，糖尿病患者选用药酒要对症，不能拿药酒当一般酒饮用，有人以为喝药酒无碍，多喝一点没关系，这种认识是错误的，药酒也不可以滥用。

113　糖尿病患者宜用的药膳

药膳是药物与食物巧妙结合配制而成的食品，所以说药膳不是一般的营养食品，是现代所称的功能性食品。中药与食物相配，就能做到药借食味，食助药性，变“良药苦口”为“良药可口”。所以有人说药膳是充分发挥中药效能的美味佳肴，特别能满足人们“厌于药，喜于食”的天性。因为药膳具有易于普及、取材广泛的特性，所以特别适合于家庭自制，是中药的一种特殊的、深受百姓喜爱的剂型。目前，治疗糖尿病的药膳已经历代医家的整理、收集，逐渐发展成内容丰富、疗效肯定、影响深远的糖尿病药膳治疗方法。治疗糖尿病的药膳处方，多以中医学理论为基础，注重辨证用料。在选方的同时，多根据疾病的特点选择食物。在药膳制作过程中强调以传统的烹调艺术为手段，通过蒸、煮、炖、浸

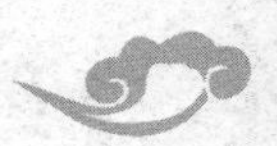

泡等方法，尽可能地保证食物成分不被破坏，目的是充分发挥食品、药物的治疗保健作用。

清蒸茶鲫鱼

【配方】鲫鱼 500 克，绿茶适量。

【制法】将鲫鱼去鳃、内脏，洗净，腹内装满绿茶，放盘中，上蒸锅清蒸，熟透即可。

【用法】每日吃 1 次，淡食鱼肉。

【功效】补虚，止烦，消渴。适用于糖尿病口渴、多饮不止以及热病伤阴。

山药炖猪肚

【配方】猪肚、山药各适量。

【制法】先将猪肚煮熟，再入山药同炖至烂，稍加盐调味。

【用法】空腹食用，每日服 1 次。

【功效】滋养肺肾。适用于消渴多尿。

田鸡焖米饭

【配方】田鸡 50 克，花生油 5 克，食盐 3 克，粳米（大米）100 克，清水适量。

【制法】田鸡去皮及内脏，用盐和油拌好。大米洗净煮开，米锅滚沸时放入田鸡，改文火焖熟即可食用。

【功效】此膳有滋阴补虚、清热解毒之功效。

枸杞炖兔肉

【配方】枸杞子 30 克，兔肉 100 克，姜 10 克，葱 10 克，盐 5 克。

【制法】将枸杞子与兔肉加水适量，以文火炖至八成熟，加入调料炖至熟。

【功效】此膳有滋肾调肺、辅助降血糖的作用。

四、降血糖的营养素

114　参与糖代谢的维生素 B_1

维生素 B_1 参与机体糖代谢过程，为糖类代谢所必需。维生素 B_1 对维护糖类的消化，维持神经、心脏及消化系统功能具有重要作用。维生素 B_1 能改善精神状况；维持肌肉、心脏的正常活动；刺激胃肠蠕动，促进食物排空，增进食欲；具有营养神经、消除疲劳、利尿等功能。维生素 B_1 之所以有益于糖尿病患者，是因为糖尿病患者经常处于高血糖状态，糖代谢过程要消耗维生素 B_1，而维生素 B_1 不足可引起周围神经功能障碍，所以周围神经功能障碍是糖尿病患者常见症状。因此糖尿病患者适当补充维生素 B_1 是有益的。随着科技的发展，人们对维生素 B_1 的来源有了深入的了解，含有维生素 B_1 的食物来源主要有：富含维生素的面包、豆类、干果、酵母、米糠、麦麸、全麦、燕麦、花生仁、牛奶、大多数蔬菜、小麦胚芽、里脊肉火腿、黑米、鸡肝、胚芽米等。具体可参考下表。

富含维生素 B_1 的食物

（单位：毫克 / 百克）

食物名称	维生素 B_1	食物名称	维生素 B_1
酵母	12.12 ～ 15.61	大白菜	0.03
米糠	2.26	核桃	0.32
麦芽	2.01	绿豆	0.53
麦麸	0.72	黄豆	0.79
糙米	0.34	花生仁	1.03
猪肝	0.4	猪肉	1.0

115 改善糖耐量的维生素 B_6

维生素 B_6 在机体内参与了多种物质的代谢过程。它是合成血红蛋白的组成成分——叶酸化合物所必需的物质。维生素 B_6 对人体从肠道中吸收氨基酸起重要作用；参与遗传物质核酸的代谢；参与肌肉和肝组织糖原分解转化为葡萄糖的代谢过程；与糖原异生、糖酵解等相关过程有关。研究发现，维生素 B_6 不足，会导致体内肝糖原储存量减少、乳酸脱氢酶活性下降、胰岛素分泌不足、胰腺 B 细胞发生变性。而维生素 B_6 可使人体组织代谢正常进行，缓解由于糖尿病引起的肾脏病变。同时维生素 B_6 还能预防糖尿病性视网膜病变，减少血中糖化血红蛋白，改善糖耐量。维生素 B_6 广泛存在于食物之中，富含维生素 B_6 的食物有啤酒酵母、小麦麸、麦芽、牛肉、动物肝脏与肾脏、大豆、甘蓝菜、废糖蜜（从原料中提炼砂糖时的糖蜜）、糙米、蛋、燕麦、花生、胡桃等。具体可参考下表。

富含维生素 B_6 的食物

（单位：微克 / 百克）

食物名称	维生素 B_6	食物名称	维生素 B_6
酵母	3 000	猪瘦肉	350
米糠	2 500	玉米	400
麦麸	1 380	蜂王浆	1 833
牛肝	820	蟹	300
鸡肝	720	大米（糙）	620
猪肝	620	黄豆	820
牛肉	650	绿豆	470

116 防止血管病变的维生素 C

糖尿病患者因血糖高，常常需要控制水果的摄入，再加上有些患者不喜欢吃新鲜蔬菜或食物烹饪方法不当，导致血液中所含的维生素 C 经常处于较低的水平。病理学研究发现，糖尿病患者的许多血管病理改变与维生素C缺乏症相似，提示维生素C缺乏可能是糖尿病发病的一个危险因素。同时研究还认为，维生素C缺乏可干扰胰岛素的功能和组织对葡萄糖的利用，从而引起血糖升高；而糖尿病又会促使维生素C的缺乏，由此造成恶性循环。因此及时补充维生素C是十分必要的。蔬菜（如番茄、菜花、绿叶菜）、水果（如柑、桔、柠檬、枣、山楂、猕猴桃）都含有充足的维生素C。其中含量最多的就是红甜椒和甜浆果，其次是猕猴桃、草莓和醋栗。具体可参考下表。

富含维生素C的食物

（单位：毫克/百克）

食物名称	维生素C	食物名称	维生素C
鲜枣	540	菜花	61
番茄	8～28	萝卜	30
苦瓜	56	白菜	44～47
猕猴桃	62	荔枝	41
猕猴桃（汁）	150～400	红辣椒	159
红薯	150	西蓝花	51
沙棘	160	桃	7～12
苜蓿	118	柑橘	117

117　防治并发症的维生素E

早在20世纪60年代，科学家就发现了一种奇特的现象：人体正常的细胞放在体外培养，一般分裂60～70代就会出现衰老甚至死亡的情况；如果在培养液中加入维生素E，细胞分裂的次数便会增加1倍左右，即到120～140代才衰老。也就是说，这种营养素使人体细胞的寿命翻了一番。因此认为维生素E具有抗衰老、延年益寿的作用。后来科学家

认识到维生素E能够防止细胞老化、保护人体新陈代谢正常进行的一个重要原因是它本身是一种非常强的抗氧化剂，可阻止有毒自由基对机体的伤害。除此之外，维生素E的营养保健功能还有很多。研究发现，维生素E具有防治糖尿病及其并发症的作用。糖尿病患者血中糖化血红蛋白增加的同时，维生素E浓度也随之升高，之所以如此是适应血糖变化，为防止过高血糖引起的有害作用而出现的反应。如果维生素E不随之增加，则血管内皮细胞将遭到破坏，并伴随低密度脂蛋白和胆固醇在血管壁进行氧化反应而引起血管并发症。维生素E广泛地分布于动植物组织中，饮食中维生素E的主要来源是植物油，如麦胚油、玉米油、葵花籽油、花生油、豆油，但橄榄油中含量不多。其他如深绿色蔬菜、核果、豆类、全谷类、肉、奶油、蛋中均含有较丰富的维生素E。具体可参考下表。

富含维生素E的食物

（单位：毫克/百克）

食物名称	维生素E	食物名称	维生素E
麦胚油	149.4	麦芽	12.5
核桃油	56	绿叶菜	1～10
向日葵油	44.9	蜂蜜	1.9
棉油	35.3	花粉	100
米糠油	20	花生油	22
大豆油	11	猪肉	0.63
植物油	9.9	花生	4.6

118 促进钙吸收的维生素D

研究人员发现，2型糖尿病患者容易出现维生素D缺失；同时研究还表明，糖尿病患者适量补充维生素D可降低糖尿病引起的骨质疏松和骨关节病。而事实也是这样，据统计约30%的糖尿病患者患有骨质疏松。

这是因为糖尿病患者因血糖、尿糖增加，发生渗透性利尿，大量的钙会从尿中排出。另外，糖尿病患者除了糖代谢障碍外，还有维生素、降钙素等代谢失调，影响骨骼新陈代谢，促发骨质疏松症和骨关节病。当糖尿病控制不良时，常伴有肝性营养不良和肾脏病变，致使活性维生素D减少，钙吸收不良，骨质缺钙、骨质疏松，从而造成骨关节病。因此，糖尿病患者尤其需要维生素D的帮助，促进钙的摄取和吸收，从而防止这些并发症的发生。

小贴士

研究表明，肥胖、发育过快和缺少维生素D将明显增加儿童患幼年型糖尿病的风险。有关幼年型糖尿病成因的研究报告指出，3岁以上的肥胖儿童在15岁以前患糖尿病的风险比正常体型的儿童要高。而这些儿童普遍摄入维生素D不足，加上肥胖和发育过快等因素，机体开始出现损坏胰岛素细胞的症状。所以营养专家认为，为了有效预防和降低幼年型糖尿病的发生，应该在医生的指导下给儿童定期补充适量的维生素D，这对婴儿尤为重要。根据统计，哺乳期儿童如果不补充维生素D，他们患幼年型糖尿病的概率比正常儿童要高。所以对于发育过快、肥胖儿童，父母有必要对儿童补充维生素D。

119 糖尿病与矿物质紧密相关

矿物质又称无机盐。人体所含各种元素中，除碳、氢、氧、氮主要以有机化合物形式存在外，其他各种元素无论含量多少统称为矿物质。营养学家说，矿物质在人体中仅占3.5%，但它在生命过程中起的作用是不可估量的。

因为宇宙间的一切物质，无论是有生命的，还是无生命的，都是由

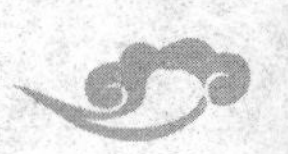

元素参与构成的，尤其是矿物质，它在人生命过程中起着重要作用，参与人体组织构成和功能形成，是人体生命活动的物质基础。

矿物质与有机营养素不同，它们既不能在人体内合成，除排泄外也不能在体内代谢过程中消失。所以科学家说从生命诞生的第一天起，人体中就形成和溶解参与新陈代谢的各种矿物质，它会伴随我们每个人度过一生，也就是说矿物质是人体不可缺少的。

矿物质按各种元素在人体内含量的不同，可分为常量元素和微量元素。常量元素是指占人体总重量的0.01％以上的元素，占体重的99%，包括碳、氢、氧、磷、硫、钙、钾、镁、钠、氯等10种，它们构成机体组织，并在体内起电解质作用；微量元素是一个针对常量元素的相对概念，是指占总体重0.01％以下的元素，主要有铁、铜、锰、锌、碘、硒、铂、铬和钴。微量元素顾名思义，具有两方面的含义，一是指含量很少；二是指人体对它们的需要量很少，但不可缺少。还有的营养学家根据人体对微量元素的需求情况，又将其分为必需微量元素和非必需微量元素。

120　锌可调节胰岛素的降糖作用

锌能影响内分泌的多种功能，锌跟胰岛素连结成复合物，起着调节和延长胰岛素降血糖的作用，缺锌导致免疫功能低下，易得感染性疾病，会加重糖尿病的病情。科学家指出，稳定的2型糖尿病患者的血清锌浓度降低，以及所有即使血糖水平低的糖尿病患者也出现尿锌流失增加的情况，因此应及时补充锌。锌在自然界广泛存在，但主要存在于海味及肉类食物中，这是因为一般含蛋白质较高的食物其含锌量都较高，如肉类、猪肝等，在海产品中含量更高，如牡蛎、海蟹等，在田螺、黄鳝中含量也不低。植物性食物不但含锌量较低，且吸收率也差，并受到加工的影响，如粮食类加工越精细锌的含量就越低。人的初乳锌含量较高，以后逐渐减少。因缺锌而需用药治疗者，常用锌盐（硫酸锌、醋酸锌）口服，其剂量与用法应在医生指导下进行。服过量的锌可产生急性中毒。锌的供给量成人为每天15毫克，孕妇和乳母20毫克。具体可参考下表。

主要的含锌食物

（单位：毫克/百克）

食物名称	锌	食物名称	锌
牡蛎	9.39	鸡肝	3.46
蟹类	3.3 ～ 5.5	鸡肉	1.28
鲜贝类	2.1 ～ 11.6	猪肝	5.78
鳟鱼	4.3	猪肉（肥瘦）	0.8 ～ 2.3
泥鳅	2.76	猪肉（瘦）	2.99
鳝鱼	1.9	牛肉（瘦）	3.71
盐水鸭	6.91	牛肉干	7.26
鸭肝	3.5	羊肝	3.45
鸡蛋黄	3.79	羊肉（瘦）	3.22

121　硒可增强机体的免疫力

人体缺硒身体就会失去一道坚固的防线，许多疾病便会乘虚而入。硒通过谷胱甘肽过氧化酶而具有抗氧化损伤的作用，保护视器官的功能，具有促进生长，保护心血管和心肌的健康，解除体内重金属的毒性和抗肿瘤以及增强免疫力的作用。缺硒可引起心血管病、关节炎、婴儿猝死综合征、白内障、糖尿病性视网膜病、癌症等。补充适量的硒是有益的，硒过量可引起神经系统损伤、心肾功能障碍等。含硒丰富的食物主要有芝麻和小麦胚芽，再就是啤酒酵母，蛋类含量也不少，其他如动物的肝和肾及海产品中的小虾、大红虾、龙虾、沙丁鱼和金枪鱼等含量也可观，大蒜、蘑菇、芦笋等含硒也较丰富。缺乏者的临床治疗可在医生指导下，服硒锌氨基酸、硒力口服液、硒蛋白片等。具体可参考下表。

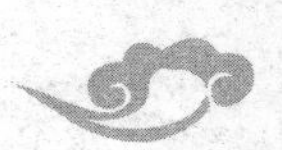

主要的含硒食物

（单位：微克 / 千克）

食物名称	硒	食物名称	硒
谷类	180 ～ 2 600	肉类	660
豆荚类	310 ～ 2 500	蛋类	960
鱼类	600 ～ 1 800	海产品	平均 570

122 镁可影响胰岛素的合成与分泌

镁是一种易得到，又易被耗损的矿物质。镁是多种酶的激活剂，是维持骨细胞结构和功能的必需元素，镁参与心肌的重要生化活动，影响着心肌的收缩和传导过程，对于胃肠道的功能亦有重要的作用。医学专家指出，造成镁缺乏的原因是摄取不足、吸收不良、排泄过多等。镁的摄取不足主要是因为随着人民生活的改善，主食精细化，肉食多样化，另外蔬菜的减少也可能与镁的不足有关。

现代医学研究表明，糖尿病与镁代谢之间的关系密切。低镁影响胰岛素的合成与分泌，降低机体组织对胰岛素的敏感性。而胰岛素缺乏或不足则导致血糖升高，尿多而促进镁的排泄，从而造成恶性循环。因此，糖尿病患者在使用胰岛素治疗的同时，还应补充足够量的镁。当镁缺乏而需用药时，应在医生指导下，口服诸如门冬氨酸钾镁，若出现严重的镁缺乏症时，应在医生的监护下，从静脉补充镁制剂。

镁广泛地分布于植物中，肌肉和脏器中也较多，大豆及其制品、玉米、水果等含镁较为丰富，植物的种子、谷物的皮壳中含镁量更高，但精制米面、白糖中含镁量极低。因为镁是叶绿素中的主要成分，因此，经常进食绿色蔬菜有利于镁的吸收。另外，瓜果、花生、芝麻、麦麸、麦胚、速溶咖啡及牛肉、猪肉等，能基本上满足人们对镁的摄取量。含镁较丰富的食物还有小米、大麦、小麦、燕麦、棉籽面、辣椒、蛋黄、香蕉及多数坚果和果实等。具体可参考下表。

主要的含镁食物

（单位：毫克 / 百克）

食物名称	镁	食物名称	镁
小米	107	大麦	158
燕麦片	177	麸皮	382
玉米面	111	荞麦	258
蚕豆	113	高粱米	129
豆腐干	102	黄豆	199

123 铬能使胰岛素充分发挥作用

微量元素铬作为糖代谢的一个辅助因子，能使胰岛素充分地发挥作用。铬缺乏会导致糖代谢异常，如不及时补充这种元素，就会患糖尿病，严重的会导致白内障、尿毒症、冠心病等并发症。经过实验证实，人体如能及时补充铬，体内的葡萄糖从血液中移出速度加快，可迅速转化为肝糖原和肌糖原。同时铬可预防动脉硬化，促进蛋白质代谢和生长发育。糖尿病患者普遍存在缺铬的现象已被专家研究证实，而补铬可以降低血糖，改善症状，缓解并发症。所以为了预防和控制糖尿病，最好的办法就是多食富含铬的食物。铬在海藻类、鱼、虾、糙米等食品中含量丰富。从啤酒酵母中也可以摄取铬。另外，还可以通过啤酒酵母制成的含铬营养补充剂来专门补充。糖尿病患者铬缺乏而需临床治疗时，可在医生指导下口服三氯化铬。

124 钙是细胞膜功能的维护者

钙是构成骨骼和牙齿的主要成分，是细胞膜功能的维护者，钙参与神经肌肉的活动，能促进体内某些酶的活动。医学证明，钙元素的缺乏与糖

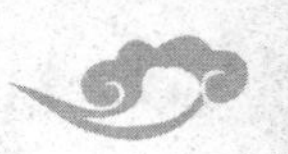

尿病并发症的发生关系密切。补钙有助于纠正细胞内缺钙从而改善糖尿病的骨质疏松症，降低动脉粥样硬化发展速度，缓解糖尿病肾病的发展。同时，由于糖尿病因胰岛素分泌不足和渗透性利尿作用，使体内大量钙丢失，加之长期控制饮食使钙摄入量减少。因此患有糖尿病的人若不注意补钙会使缺钙日益严重，糖尿病症状不断加重。目前，口服补钙的制剂不少，患者务必在充分了解胃肠吸收和机体利用的可靠性基础上，方可采用。

营养学家提倡补钙以食补为主，生活中要调整膳食结构，增加奶制品的消费和在食品中强化钙，是改善钙缺乏最有效的途径。钙的食物来源以乳制品为最好，不但钙含量多，而且人体容易吸收利用。当膳食中的钙不能满足机体需要时，引起中度和严重缺钙才需要服用含钙药物和钙制剂。成年人不分性别每天钙的摄入量为800毫克，孕妇1 000～1 500毫克，乳母为1 500毫克，儿童2岁以下为600毫克，3～9岁为800毫克，10～12岁为1 000毫克，13～15岁为1 200毫克。具体可参考下表。

主要的含钙食物

（单位：毫克/百克）

食物名称	钙	食物名称	钙
冬苋菜	230	葱	95
小白菜	159	蒜	65
马铃薯	143	豌豆（带荚）	102
芹菜	181	大白菜	67
茼蒿	108	蒜苗	105
绿豆芽	53	小白萝卜	49
芋头	73	韭菜	105

125　补充磷有益于糖尿病的治疗

磷是核酸、磷脂和某些酸的组成成分，是骨骼生长、牙齿发育、保证肾功能和神经传导必不可少的元素。磷与糖尿病的关系也十分密切。营养学家说，临床补充磷有益糖尿病的治疗。糖尿病性骨质疏松症的发生与大量钙、磷的丢失有关，补磷能减少骨质疏松症的发生；在糖尿病酮症酸中毒和非酮症高渗性综合征时，血清磷会降低，补磷可使血清磷水平恢复正常。几乎所有的食物都含磷，但含量最为丰富的食物有玉米、蚕豆、燕麦片、黄豆、面粉、豆腐、小米、魔芋精粉、甘薯片、慈姑等。在临床上需补磷的大都是在发生酮症酸中毒时，从理论上讲补磷有益处，但目前意见分歧，尚有认为肾功能不全时，可诱发低钙血症与磷酸钙沉着症，加重肾功能损伤，故未作为常规。

磷广泛存在于动植物组织中，并与蛋白质或脂肪结合成核蛋白、磷蛋白和磷脂等，也有少量其他有机磷和无机磷化合物。

主要的含磷食物

（单位：毫克 / 百克）

食物名称	磷	食物名称	磷
玉米	244	蚕豆（带皮）	339
燕麦片	291	黄豆	465
面粉	188	豆腐	273
小米	229	魔芋精粉	272
甘薯片	115	慈姑	157

126　糖尿病患者不宜限制饮水

水是生命之源，是维持机体正常功能活动的必需物质，这个结论没有人怀疑。但具体来说水有什么生理功能呢？这可能没有多少人能回答得上来。医学专家说：水有止渴、镇静、稀释血液、散热、润滑、利尿、运送营养等功效，尤其是作为组织细胞的基本成分，为全身产生各种生化过程的重要环境和条件。那么，怎样喝水才算科学，尤其是糖尿病患者。

有些人认为，糖尿病的典型症状“多食、多饮、多尿和体重减少”中，多尿是由多饮引起的，所以，治疗糖尿病所说的控制饮食也应该包括控制饮水，饮水少了，尿自然也少了。这其实是一种误解。糖尿病患者不应限制饮水，水不含热量，饮水多不会影响血糖控制。首先要明白糖尿病为什么会出现多尿，这是因为血糖升高从肾脏排出过多的糖，从而带走大量的水分形成多尿。多尿导致体内水分丢失，血液浓缩，黏稠度增高，刺激中枢系统出现口渴而多饮，从生理机制来说，这是一种保护性反射。糖尿病患者如限制饮水，会造成血液浓缩，过多的血糖和血液中有毒的废物不能适时地从尿液中排出，这样做会危害身体健康，甚至会危及生命。正确的做法：第一，对糖尿病患者应进行综合治疗，使血糖降下来，一旦血糖降下来，患者自然也就不多尿、不多饮了；第二，鼓励糖尿病患者多饮水，以排出代谢废物。饮水可及时补充人体内缺失的水分，不会影响血糖控制，反而有利于血糖浓度的调节。

127　糖尿病患者晨起后宜先喝水

当人睡了一夜，体内的水分由于生理上的蒸发而减少，晨起喝水一方面可以补充身体代谢所失去的水分，促进新陈代谢；另一方面又可以清洁已排空的胃肠道，有利于胃肠生理功能的发挥，还能湿润肠道，软化大便，促进大便的排泄，防治便秘。另外，晨起喝水还有一个很重要的作用，就是喝下去的水很快被肠黏膜吸收进入血液，可有效增加血容量，稀释血液，降低血液的黏稠度，促进血液循环，防止糖尿病引起心脑血管疾病的发生，这对于糖尿病患者来说尤为重要。总之，从养生学的角度来看，晨起先饮一杯水对机体既是一种及时的补偿，又是对消化道的一种有效的净化，还能降低血液的黏稠度，可谓是一举三得，对健康大有益处，是一种健康的生活习惯，值得提倡。

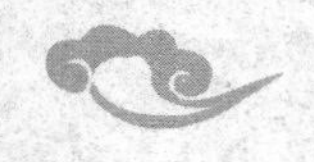

128　糖尿病患者忌长期喝纯净水

纯净水是以符合生活饮用水卫生标准的水为水源，采用一定的加工方法制得的纯度很高、不含任何添加物、可直接饮用的水，是目前最为时尚的桶装饮用水。纯净水有许多好处，主要以饮用安全、方便为特点，受到城镇居民的喜爱。由于在制备纯净水的过程中采用了反渗透膜等技术，水中的细菌、致癌物、重金属等有害物质被过滤掉，但同时水中为人体健康所必需的矿物质也几乎被过滤掉了，因此说纯净水是一种功能不完整的水。由于纯净水不含矿物质，糖尿病患者长期饮用，容易引发四肢无力、精神不振等健康问题。另外，纯净水是弱酸性水，长期饮用有碍人体体液的酸碱平衡，导致体液酸性化。所以，糖尿病患者忌长期喝纯净水。

129　糖尿病患者宜喝磁化水

磁化水是通过模拟地球磁场剧变而提高水的能态制成的水。它通过磁场的能量来打破长链水分子团，提高水的活性和能态以及水对营养的输送能力。据医学文献报道，磁化水对糖尿病有较好的辅助防治作用。

磁化水为什么有如此的妙用呢？这是一个至今尚未揭开的科学之谜。一些科学家认为，磁化水之所以能防治许多疾病，是因为人体本身就是一个磁体，其中氢一端带正电荷，氧一端带负电荷，根据正负相吸原理，许多水分子就会首尾相吸，形成庞大的“分子团”，这种大分子团会减弱水分子的生物活性。在未经处理的普通水中，这种大分子团较多，而有活性的小水分子团很少。但普通水经过磁场作用后，冲破了原先聚合的大分子团，使它们变成了许多单个有活性的小分子团。

130 糖尿病患者宜适量食用蛋白质

食物中如瘦肉、鱼、鸡蛋、各种豆类及豆制品等含蛋白质较多，这些食物被人体消化吸收后，以氨基酸、多肽形式参与蛋白质的合成，以补偿生理性消耗。正常情况下，每人每天每千克体重进食 1 ～ 1.2 克蛋白质为宜，过多摄入动物性蛋白会导致钙的流失。而糖尿病患者，蛋白质代谢紊乱，表现为蛋白合成受阻，入不敷出就会出现负氮平衡，使抗病能力下降，极易并发各种感染性疾病。所以糖尿病患者宜适量补充蛋白质。 一般糖尿病患者每日每千克体重应摄入蛋白质 1 克，病情控制不好或消瘦者，可增至 1.2 ～ 1.5 克。按 60 千克体重为例，则每日需 60 克蛋白质或 70 ～ 90 克蛋白质，其中 1/3 最好来自优质蛋白，如乳、蛋、瘦肉、大豆等。蛋白质提供的热量应占总热量的 12％～ 20％，如患者每日需 2 000 千卡热量，其中 240 ～ 400 千卡由蛋白质提供，则需蛋白质 60 ～ 100 克。糖尿病儿童蛋白质的需要量每千克体重为 2 ～ 3 克。妊娠 5 个月后的糖尿病孕妇，每日应比成人增加 15 ～ 25 克蛋白质。

131 糖尿病肾病应限制蛋白质摄入量

糖尿病肾脏病变是糖尿病患者的一个重要并发症。目前主张在糖尿病肾病的早期阶段就应该限制蛋白质摄入量，因为高蛋白饮食可增加肾小球的血流量和压力，加重高血糖、高血压所引起的肾脏改变。临床研究显示，低蛋白饮食可减少尿蛋白排泄。对已有大量尿蛋白、水肿和肾功能不全的患者，除限制钠（每日不超过 2 克）的摄入外，蛋白质的摄入宜少而精，建议蛋白质每日摄入量不超过 0.6 ～ 0.8 克 / 千克（若体重为 50 千克，每日蛋白质的摄入量不超过 30 ～ 40 克），且以高效价的动物蛋白为主，如牛奶、鸡蛋、肉类等。

132　糖尿病饮食应控制脂肪摄入量

有的糖尿病患者误认为糖尿病饮食治疗只是控制主食量。其实不然，现在提倡不要过多的控制糖类，而糖尿病饮食要严格的控制脂肪是十分必要的。糖尿病饮食控制脂肪能够延缓和防止糖尿病并发症的发生与发展，目前主张糖尿病饮食脂肪应减少至占总热量的25%～30%，甚至更低。糖尿病饮食应限制饱和脂肪酸的脂肪如牛油、羊油、猪油、奶油等动物性脂肪，糖尿病饮食可用植物油如豆油、花生油、芝麻油、菜籽油等含多不饱和脂肪酸的油脂，但椰子油除外。花生、核桃、榛子、松子仁等脂肪含量也不低，也要适当控制。糖尿病饮食应适当控制胆固醇高的食物，如动物肝、肾、脑等脏腑类食物，鸡蛋含胆固醇也很丰富，应每日吃一个或隔日吃一个为宜。

133　低脂食物有益糖尿病患者

糖尿病患者脂质代谢紊乱，严重者将产生高脂血症，导致心脑血管的病变。而动脉粥样硬化和心脑血管疾病为糖尿病主要并发症，因而必须限制过多脂类物质的摄入，如各类动物油脂、动物内脏、蛋黄、鱼子、虾和蟹黄等。油炸食物属于高脂肪食物，食用过多，极易形成肥胖症。而肥胖是导致糖尿病重要的因素之一。肥胖的糖尿病患者对胰岛素的敏感性下降，功能降低，不利于本病的康复。国外有医学专家观察了200多例血糖偏高但尚不够糖尿病诊断标准的患者达5年。分为单纯健康教育组及强调低脂饮食组，后者每日脂肪由平均86克减到52克；其他食物成分则不加限制。结果后一组的糖尿病发病率明显减少，而且出乎意料，后一组的体重在第一年末平均减轻近3.5千克。所得结论是低脂饮食可减轻体重并减少糖尿病的发生。

134　补充卵磷脂有益糖尿病

卵磷脂是市场上目前很受宠的保健品。营养学家发现食用卵磷脂对糖尿病有非常好的作用。这是因为人体卵磷脂不足会使胰腺功能下降，无法充分分泌胰岛素，不能有效地将血液中的葡萄糖为细胞所利用。而这两方面的作用正是糖尿病的基本病理机制。生活实践也告诉人们，如每天食用20克以上的卵磷脂，则糖尿病的恢复是相当显著的，很多患者甚至可不必再注射胰岛素，特别是对糖尿病肢端坏疽及动脉硬化等并发症患者更为有效。由此可见，有糖尿病的人不妨将卵磷脂作为补品。

135　吃植物脂肪有益糖尿病

营养学家研究表明，相对于那些很少吃植物油的妇女而言，经常吃富含植物油食品的妇女患2型糖尿病的危险要低得多。专家们认为，这种预防作用与某些不饱和脂肪酸的作用密切相关。营养学家主要通过对诸如吸烟、体重系数、饮酒、运动以及其他一些膳食性因子进行校正之后发现，不饱和脂肪酸、植物脂肪和反式脂肪都能够减少患糖尿病的危险。例如，植物油食用最多的妇女患2型糖尿病的危险要比食用最少的人降低22%，而用多不饱和脂肪取代饱和或动物脂肪的妇女患糖尿病的危险可减少约16%。

小贴士

一般人认为植物油很安全，可以多吃，这是个错误的观念，不但减肥的人必须限量摄食植物油，以免对减肥不利，糖尿病患者更应如此。每人每日油脂摄取量只能占每日食物总热量的两成，每天的用油量控制在25克。这是因为植物油多为多元不饱和脂肪酸。多元不饱和脂肪酸是这些食用油的主要成分，其他两种脂肪酸含量不

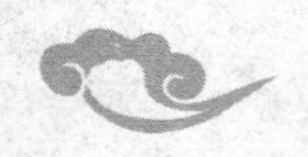

多。三种脂肪酸中，多元不饱和脂肪酸最不稳定，而偏偏多元不饱和脂肪酸又是人体细胞膜的重要原料之一。在细胞膜内也有机会被氧化，被氧化后，细胞膜会丧失正常功能而使人生病。

136 糖尿病饮食治疗应供给适量的糖类

目前主张不要过严地控制糖类，糖尿病饮食中糖类应占总热量的60%左右，每日进食量可在250～300克，肥胖者应在150～200克。糖尿病饮食中谷类是日常生活中热量的主要来源，每50克的米或白面供给糖类约38克。糖尿病饮食中的其他食物，如乳、豆、蔬菜、水果等也含有一定数量的糖类。莜麦、燕麦片、荞麦面、玉米渣、绿豆、海带等均有降低血糖的功能。

137 糖尿病患者应怎样对待糖

糖尿病的发病是由于胰腺的胰岛功能不良或受损所致，与吃糖无关。但糖尿病患者确实不可随意吃糖，因为吃糖不当会引起血糖迅速升高，使受损的胰岛负担更重，加重病情。以前，医生给糖尿病患者的建议通常是不吃含食用糖的食物，如今这种说法已经改变了。研究表明，与普通的含糖类的食物相比，适量摄入食用糖并未给糖尿病患者的糖代谢带来明显不良影响。不过别忘了，如果要摄入食用糖，就必须相应地减少主食的摄入量，以保证总热量不变。但对一般糖尿病患者来说，还是劝告吃糖和含糖食物要慎重，因为这些食物中的糖会增高体内本来就已经很高的血糖水平。理想的办法是，用其他种类的糖类取代含食用糖量高的食品。

小贴士

蔗糖是糖，米饭其实也是糖。医学说的糖，和我们生活中说的糖，范围是不一样的。为什么糖尿病患者可以吃米饭，不能吃蔗糖呢？因为米饭分解成“糖”的时间长，不容易造成血糖大幅度波动，而蔗糖分解成“糖”的时间短，会造成血糖突升。

138 糖尿病患者能吃大豆低聚糖吗

刘先生的老伴有胃肠毛病，听别人说大豆低聚糖有好的治疗效果，但他的老伴有糖尿病，所以刘先生想大豆低聚糖毕竟是糖啊，吃多了血糖升高怎么办呀？其实，就在刘先生给老伴儿服用大豆低聚糖期间，他始终没有间断对老伴儿血糖的测试，尽管血糖没有出现任何变化，但是，刘先生依然少不了担心。

后来，刘先生认识的一个医生告诉他：“大豆低聚糖所含蔗糖的量很少，对血糖的影响是非常小的，20 毫升大豆低聚糖中，所含蔗糖产生的热量只相当于 6.25 克面粉。其他的低聚糖是不被人体吸收的，所以不会引起血糖升高。每天即使吃 160 毫升大豆低聚糖，才相当于吃 50 克面粉的热量。”刘先生听了医生的解释，心里豁然开朗了，他说：“医生这么一解释，我就放心了。”刘先生毕竟曾经从事的是科学探索工作，他对新事物理解能力非常强。自己走出了对大豆低聚糖认识的误区，也就不觉得大豆低聚糖对糖尿病患者有什么威胁了，通过咨询他对糖尿病患者能使用大豆低聚糖有了正确的认识。

小贴士

某些非食用糖类甜味剂也是适合糖尿病患者食用的“好糖”。糖尿病患者想吃甜味食品时可选择含有这类甜味剂的食品。比较安全的有：麦芽糖醇、双歧糖、木糖醇、甜菊糖等。它们的甜度可以是食用糖的许多倍，但对血糖无明显影响，供热较少，可以代替糖供糖尿病患者使用。

139　糖尿病患者忌食高糖食物

糖尿病的发病是由于胰腺的胰岛功能不良或受损所致，与吃糖无关。最新研究也表明，与普通的含糖类的食物相比，适量摄入食用糖并未给糖尿病患者的糖代谢带来明显不良影响。不过别忘了，如果要摄入食用糖，就必须相应地减少主食的摄入量，以保证总热量不变。但医生还是给糖尿病患者建议，通常要忌吃含食用糖的食物，对一般糖尿病患者来说，还是劝告吃糖和含糖食物要慎重，因为这些食物中的糖会增高体内本来就已经很高的血糖水平。糖尿病患者如果随意吃糖，因其易分解为葡萄糖会引起血糖迅速升高，使受损的胰岛负担更重，加重病情。生活中含糖量高的食物有：白糖、红糖、冰糖、葡萄糖、麦芽糖、蜂蜜、巧克力、水果糖、蜜饯、水果罐头、各种市售甜饮料、冰淇淋、果酱以及糖制的各种糕点、饼干等。

140　糖尿病患者要适量吃淀粉

淀粉是维持生命的最基本的营养物质之一，人体能量的50%以上是由淀粉提供的。淀粉主要存在于主食中，经消化分解成葡萄糖，经肠道吸收而进入血液。正常情况下，胰腺在葡萄糖由低浓度到高浓度的刺激下，分泌的胰岛素和血糖的升高相呼应，从而将血糖控制在正常水平之下。对于糖尿病患者，不可能与正常人一样进食淀粉，而应在其治疗过程中，

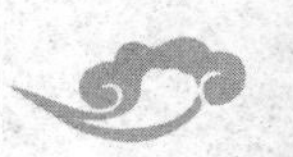

将每日需要的摄入量与药物等治疗有机地协调起来，适量摄取，这样不仅不会影响病情的稳定，也是保证自身健康之必需。

141　糖尿病饮食应供给充足食物纤维

膳食纤维也是一种“好糖”，对糖尿病患者尤其重要。它可以降低餐后血糖。膳食纤维在胃肠道内与淀粉等交织在一起，延缓其消化吸收。此外，它还有降脂、减肥、通便解毒作用。膳食纤维要循序渐进地增加，同时要大量饮水。如果在短时期内突然转为高纤维膳食，可能造成腹胀、消化不良。

流行病学调查提出食物纤维能够降低空腹血糖、餐后血糖以及改善糖耐量。其机制可能是膳食纤维具有吸水性，能够改变食物在胃肠道的传送时间，因此主张糖尿病饮食中要增加膳食纤维的量。

糖尿病饮食中应包括一些蔬菜、麦麸、豆及全谷类。糖尿病饮食纤维具有降解细菌的作用，在糖尿病患者食用粗纤维食品后，能够在大肠分解多糖，产生短链脂肪酸及细菌代谢物，并能增加大粪便容积，这类膳食纤维属于多糖类。果胶和黏胶能够保持水分，膨胀肠内容物，增加黏性，减速胃排空和营养素的吸收，增加胆酸的排泄，减慢小肠的消化吸收。

以往的理论是纤维素不被吸收，因为大多数膳食纤维的基本结构是以葡萄糖为单位，但葡萄糖的连接方式与淀粉有很多不同之处，以至于人体的消化酶不能将其分解。但最近研究发现膳食纤维可被肠道的微生物分解和利用，分解的短链脂肪酸可被人体吸收一部分，而且能很快被吸收。燕麦的可溶性纤维可以增加胰岛素的敏感性，这就可以降低糖尿病患者餐后血糖的急剧升高，因而机体只需分泌较少的胰岛素就能维持代谢。久之，可溶性纤维就可降低循环中的胰岛素水平，减少糖尿病患者对胰岛素的需求。同时还可降低胆固醇，防止糖尿病合并高脂血症及冠心病。

小贴士

膳食纤维也不是多多益善，过量摄入会影响钙、铁、锌等元素的吸收，降低蛋白质的吸收率。非溶性膳食纤维，如纤维素、半纤维素和木质素，存在于谷类和豆类种子的外皮中，如麦麸，还存在于植物的茎叶中。可溶性膳食纤维，包含果胶、藻胶及魔芋等的主要成分。果胶存在水果中；海带、紫菜等含藻胶；魔芋存在于魔芋的块茎中。我国的魔芋产量大，现已制成精粉，可加工制成魔芋挂面、魔芋豆腐等多种食品在市场上销售。糖尿病患者可以选购。

142 糖尿病患者要慎食“无糖食品”

有些糖尿病患者在大量食用“无糖食品”后，会出现血糖上升、病情加重的情况。为什么食用“无糖食品”还会出现血糖升高呢？这主要是由于人们对“无糖”有误解，认为无糖食品不含糖，可以放心大吃，从而放松对饮食的控制。对此，专家提醒，“无糖”是指食品中不含蔗糖，但食品本身所含的淀粉也是糖类物质，进入人体后，也会分解为葡萄糖。因此食用无糖食品时，同样要将其热量计算在每天应该摄入的总热量当中，要有一个量的控制。另外，无糖食品没有任何治疗功效，糖尿病患者千万不能拿它当降糖药来吃。对糖尿病患者而言，无论是选择无糖食品，还是含糖食品，为谨慎起见，要在餐后进行血糖检测，看血糖是否有升高现象，如果血糖明显高于平常，应立即停食。如果选择无糖饮料，最好事先也做个测试，在血糖正常的情况下，于两餐之间血糖最低的时候饮用，并在饮用后 2 小时测量血糖，在证实其对血糖确实无影响后再食用。

五、降血糖日常饮食四宜五忌

143 糖尿病简单饮食控制要不得

饮食控制是糖尿病控制的基本手段。饮食控制效果不好的根本原因就是大多数患者仅仅把简单的饮食控制甚至把饥饿疗法当成了饮食治疗，认为饭吃得越少，对病情控制越有利。其实不然，由于主食摄入不足，又缺乏合理的营养搭配，必然会影响人体正常生理活动所必需的基本能量供应。医学研究证明，如果人体长时间得不到足够的外源性能量补充，一方面将导致体内脂肪、蛋白质的过量分解，造成身体消瘦，而且长期营养不良，甚至会产生饥饿性酮症。另一方面，因热量摄取不足，导致血糖偏低时，反而会刺激升高血糖的相关激素的分泌，而这种分泌量往往超过当时的实际需要量，引起血糖反跳性过度升高，使病情更难以控制。这就是许多刚发现血糖异常升高的糖尿病患者，在医生的建议下开始进行饮食控制，而结果却往往失败的原因。

144 糖尿病饮食方式的“四宜”

（1）宜细嚼慢咽：有些糖尿病患者有不好的饮食习惯，习惯于吃快食。由于食物没有得到充分的磨碎，久而久之对人体的消化功能产生影响，对健康不利。而吃得慢些容易产生饱腹感，可以防止进食过多，所以细嚼慢咽是中老年健康的必要保证。现代医学也研究证实，细嚼慢咽不仅能帮助糖尿病患者的消化，而且人们咀嚼食物产生的唾液具有很强的消毒能力，它能使食物中致癌物质的毒性失效。食物进入口内，一般要细嚼30秒以上，方可达到最佳效果。在咀嚼时，不要单侧咀嚼，单侧咀嚼天长日久会造成下颌骨单侧肥大，对侧的牙床也会萎缩。因此，要养成双侧咀嚼的习惯。

（2）宜定时就餐："不时，不食"，这是健康饮食经验的总结，即不到该吃饭的时候，就不吃东西。一日三餐，食之有时，脾胃适应了这种进食规律，到时候便会做好消化食物的准备。好吃零食的人，到了该吃饭的时候，常会没有饥饿感，勉强塞进些食品，也不觉有何滋味，而且难以消化。现代医学也提倡，人们每餐进食应有较为固定的时间，这样才可以保证消化、吸收正常地进行，脾胃活动能够协调配合，有张有弛。

（3）进食宜乐：糖尿病患者进食宜保持乐观情绪，怒后勿食，食后勿怒。良好的精神状态于保健有大益。力戒烦恼忧愁，避免情绪过极。进食过程中，不谈令人不愉快的事情，多想令人高兴、愉快的事。《寿世保元》谓："脾好音声，闻声即动而磨合。"故在进食中，听一些轻快的音乐，也有助于消化吸收。食境宜洁、宜静，有助于激发食欲。嘈杂、脏乱不堪的环境，势必影响人的情绪，于健康不利。

（4）过节时宜节制饮食：每当逢年过节，佳肴、醇酒满桌，格外丰盛。有些糖尿病患者常过分追求美酒佳肴，过度饮酒饱食。有的人在餐后半小时至1小时突然出现头晕、眼花、心慌、气短、脉搏频数、血压升高、上肢麻木等一系列症状，发生所谓现代文明病——节日"美味综合征"。近些年来，这种现代文明病的发病率呈逐年增高的趋势。"美味综合征"是过量食用美味佳肴引起的。所以，糖尿病患者过节要忌大吃大喝。不加节制的摄食，会出现意料不到的后果，乐极生悲。生活中这样的例子实在不少。

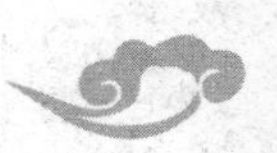

145 糖尿病饮食方式的“五忌”

（1）忌不吃早餐：不吃早饭，实际上是实行了少餐制，即两餐制。因为上午饿得透，中午就吃得多，使多余的热量转变成脂肪沉积起来。如果晚餐又很丰盛，油水较大，由于晚上人体血液中胰岛素含量升至高峰，就将多余的能量贮存起来，使人日益发胖。研究表明，不吃早餐的人，血中胆固醇比吃早餐的人要高33%左右；吃早餐的人比不吃早餐的人，心脏病发作的可能性要小。临床也证实，早上起床后2小时内，心脏病发作的机会比其他时间高1倍左右，这种情况可能与较长时间没有进餐有关。胆结石的发生也与不吃早餐关系密切。因为空腹过久，胆汁成分发生变化，胆酸含量减少，胆固醇的含量相对增高，这就形成了高胆固醇胆汁。如果不进早餐，久而久之，胆汁中的胆固醇达到饱和，在胆囊里成为结晶沉积下来，就可发生胆结石。

（2）忌晨起后立即进食：糖尿病患者早晨刚起床，胃还处于半休眠状态，至少需要半小时才能“苏醒”。同时，早上唾液的分泌很少，胃液分泌也不充分。在这种情况下，糖尿病患者如果立即进食，或再吃一些难以消化的脂肪，就易导致消化不良。因此，晨起后最好先喝一杯水，休息半小时后再进食。

（3）忌食熏烤食物：熏烤类食物有致癌作用，主要是由于燃料在不完全燃烧时，产生大量的多环芳烃污染食物所致。医学家们也早有这样的发现，居住在冰岛的居民，他们一年到头吃大量的熏烤食物，如熏鱼等，死于胃癌者占癌症死亡总数的50%以上。但冰岛地区的海员则不然，他们在海外港口可经常吃到较多的新鲜食物，癌症发病率就相对减少。波罗的海沿岸从事渔业生产的居民，经常大量吃熏鱼，癌症的死亡率达318人/10万人；而该地从事农业生产的居民，癌症死率仅为149人/10万人，消化道癌症死亡率为38人/10万人。有资料报道：在我国贵阳市花溪地区，人们也惯常食用腊肉、熏鱼，胃癌死亡率较高。由此可见糖尿病患者还是忌吃熏烤食物为好。

（4）忌吃腌渍食物：腌渍食物味道醇美，是许多糖尿病患者喜欢食用的食物，如四川泡菜、朝鲜泡菜、酸菜氽白肉、酸菜炒鸡丝、酸菜猪肉饺子（包子）、酸菜草鱼等。但腌渍食物一般含盐量高，盐吃多了会给心脏、肾脏增加负担，易引起血压升高，因而老年人不宜经常食用。另外，腌渍食物维生素含量甚低，加之有些腌渍食物操作时不规范，很容易被病原微生物污染，而老年人肠道抵抗力较弱，常吃这类食品，容易引起胃肠道疾患。

（5）忌吃冰镇食物：糖尿病患者脾胃功能逐步减退，所以一般禁忌食用冰镇食物及冷饮，即使在炎热的夏天，也不宜食用。因为冰镇食物进入胃后，会导致胃液分泌功能下降，容易引起胃肠道疾病，甚至会诱发心绞痛和心肌梗死。即使少量食用，也要根据自身的身体状况而定，而且要避开饭前、饭后半小时内吃，以免影响胃液分泌。运动之后或感到疲劳、体弱的时候即使量少也不宜吃，以免减弱机体的抵抗力。

146　糖尿病患者食后需要“四个行动”

食后养生是中老年人重要的养生法之一，科学的食后养生保健，是中老年强身健体的重要内容，一般包括四方面的内容。

（1）行动一，食后摩腹：腹内为胃肠所在之处，腹部按摩是历代养生家一致提倡的保健方法之一，尤宜于食后进行。古人有“食后行百步，常以手摩肝腹”。食后摩腹的具体做法是：先搓热双手，然后双手相重叠，置于腹部，用掌心绕脐沿顺时针方向由小到大转摩36周，再逆时针方向由大到小绕脐摩36周。此种摩法能增加胃肠蠕动，理气消滞，增强消化

功能和防治胃肠疾病。

（2）行动二，食后散步：俗话说："饭后百步走，活到九十九。"可见人们对饭后散步的健身方法是非常重视的。饭后散步，是一种良好的卫生习惯。饭后胃里盛满了食物，既不适合剧烈运动，又不适合躺倒睡觉，而适宜做一些从容缓和的活动。如在院里或田野散散步，轻微活动一下，对消化是大有帮助的。这是因为，散步的轻微震动，对内脏器官有良好影响。再加上走路时腹肌前后收缩，膈肌上下运动，对胃肠和肝脾能起到很好的按摩作用，不仅使胃肠蠕动加快，黏膜充血，而且能使消化液分泌旺盛，更好地对食物进行消化，防止发生"积食"。若吃饭后即卧，会使饮食停滞，食后急行又会使血流于四肢，影响消化吸收功能。唯有食后散步，才有利于胃肠蠕动。饭后散步，每次以百步为佳。散步之后，宜作适当休息。

（3）行动三，食后漱口：医圣张仲景说："食毕当漱口数过，令牙齿不败口香"，清楚地说明了饭后要注意口腔卫生，经常做到食后漱口。这是因为，食后口腔内易残留一些食物残渣，若不及时清除，会发生龋齿、口臭、牙周炎等病。一日三餐之后，或平时吃甜食后皆须漱口。漱口的方法很多，如水漱、茶漱、津漱、盐水漱、食醋漱、中药泡水漱等，可根据自己的情况，选择使用。食后漱口，是保持口腔卫生的重要方法，有利于清除口腔内的食物残渣。

（4）行动四，食后其他：中医认为，食后看书、说话、跳踯、骑马、登高、劳作等各种活动，都是应当避免的。此外，情绪的波动会影响胃肠的正常功能。因此，食后须避免各种精神刺激和情感变化，如愤怒、忧郁、思虑、悲哀、惊恐等。

147　糖尿病患者如何低盐饮食

食盐是日常生活中不可缺少的调味料，也是人体钠离子和氯离子的主要来源，对维持人体生命活动有着重要的作用。现代医学研究表明，如果摄入过多的盐，可增强淀粉酶活性，从而促进淀粉消化和小肠吸收游离葡萄糖，可引起血糖浓度增高，导致糖尿病病情加重。高血压为冠心病的危险因子，多数糖尿病患者伴有高血压和肥胖，多吃盐会使血压升高，不利于高血压的防治，故必须限盐。糖尿病患者饮食以偏清淡为好，应该在科学的指导下进行低盐饮食。

我国推荐健康人每日吃盐总量不能超过 6 克，糖尿病非高血压患者每日摄入盐量应在 5 克以下，高血压患者和糖尿病肾病患者不超过 3 克，如病情加重则限制更严，每日进盐量不应超过 1 克。低盐饮食除限制食盐的摄入外，还应减少含盐的食品的摄入，如黄酱、甜面酱、酱油、咸菜、咸鱼、咸肉、腌雪里蕻、咸泡菜等。糖尿病患者要提倡“食不达咸”，如果感觉咸了，一般食盐就超量了。如果肾衰竭，则要低钠膳食，即每日钠的摄入量不超 500 毫克，除烹调时不加食盐和酱油以外，凡含钠高的食品及蔬菜也应限制，如用发酵粉或碱制法的馒头、糕点、饼干、挂面、味精等，蔬菜中含钠多的蔬菜有芹菜、茴香等。

148　低盐饮食的烹制方法

对糖尿病患者来说，限制糖的摄入可以理解，但他们可能难以接受限制盐的摄入，多数人认为低盐饮食很不“下饭”，影响食欲。下面介绍一些低盐饮食的烹制方法。

（1）尽量利用蔬菜的本身味道。蔬菜本身的清香味能够刺激味蕾，增进食欲，如西红柿炒鸡蛋、番茄菜花、肉丝炒柿椒、清蒸茄子。

（2）集中放盐。把盐末直接撒在菜上，味蕾受到强烈刺激，会唤起食欲。

（3）可用醋、芝麻酱、番茄酱等调料增加食欲，如醋拌凉菜，或芝

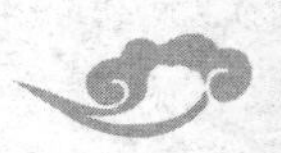

麻酱拌茄子、番茄肉片等。

（4）多吃菌类。以蘑菇、木耳、海带为主料的汤菜，味鲜色浓，并有补益功能，可加少许盐或不加盐。菌类还有软化血管的作用。

（5）多尿时，可以使用不含钠、钾的特制盐，但尿少时忌用。

只要能掌握以上这些简单的方法，坚持低盐饮食，就能够帮助糖尿病患者控制并发症的发生，提高生活质量，增强他们与病魔作斗争的决心和信心。

149　糖尿病患者切莫贪杯

我国是一个酒类消费大国，酒文化久负盛名，饮酒渗透到日常生活的每个领域。同样，饮酒与健康，特别是饮酒与糖尿病的关系近年来也越来越受到关注。目前有研究表明，适量饮酒可降低糖尿病发病，反之，过量饮酒会增加糖尿病发病。其主要表现在三个方面。

（1）影响糖代谢：肝脏是人体重要的消化器官，在维持正常葡萄糖浓度上起着重要作用。当从肠道吸收入血液的葡萄糖浓度增高时，肝脏即将其合成肝糖原贮存起来；当血糖浓度下降时，肝糖原分解产生葡萄糖释放入血，以维持血糖水平的稳定。有实验研究表明，酒精（乙醇）和其代谢产物乙醛影响着肝脏的糖代谢，过量饮酒会造成糖代谢紊乱，引发糖尿病。

（2）胰岛损伤：过量饮酒会引起胰岛氧化损伤，使得胰岛细胞凋亡，导致胰岛功能受损。如果胰岛分泌的胰岛素绝对或相对缺乏，就会引起血中葡萄糖浓度升高，进而大量的糖从尿中排出，并出现多饮、多尿、多食、消瘦、头晕、乏力等糖尿病症状。如果继续大量饮酒，将使病情进一步发展，出现严重的并发症，威胁身体健康。

（3）影响胰岛素发挥作用的信号通路：胰岛素要发挥作用，还必须有赖于特异性信号通路，将胰岛素的信号传导到细胞内，从而发挥胰岛素对营养的代谢调节作用。过量饮酒可以影响这个通路中的多个环节，影响胰岛素发挥正常作用。

小贴士

糖尿病高危人群是否发展成糖尿病，关键还在于是否存在诱发糖尿病的导火索。比如，不良生活方式如缺乏运动，不良饮食习惯如高脂饮食、饮酒过量等。特别要强调的是，胰岛容易受伤的人，平时更应该控制饮酒量，避免过量饮酒对胰岛的损伤，引发糖尿病。

150　糖尿病患者能不能吃水果

糖尿病患者能不能吃水果，这是患者和家属十分关心的问题。水果中含有较高的果糖与葡萄糖，而且易于消化和吸收，所以吃水果后会使血糖迅速升高，对患者不利。但也不能因此不让患者吃任何水果。

糖尿病患者科学食用水果的方法：一是要根据患者的血糖、尿糖的控制情况因势掌握。如果吃的水果能造成血糖迅速升高，而高血糖持续时间超过 2 个小时，则应尽量少食或忌食。二是宜空腹吃水果，切忌餐后食用。一般上午 9 点左右，下午 3 点左右，晚上睡前 9 点左右为宜。最好选在加餐之前吃，也可直接作为加餐食品，既预防低血糖，又可保持血糖不发生大的波动。同时吃水果要算热量，限制总数。要把水果中的热量算在热量摄取的总数里，也可以与其他类别的食品等份交换。可根据病情选食或少食，不宜每餐都吃水果，应选择低糖水果，尽量不要吃高糖水果。

151　糖尿病患者什么时间吃水果好

吃水果的时间最好选在两餐之间，饥饿时或者体力活动之后，作为

能量和营养素补充。通常可选在上午9点半左右，下午3点半左右，或者晚饭后1小时或睡前1小时。不提倡餐前或饭后立即吃水果，避免一次性摄入过多的糖类，以免餐后血糖过高，加重胰腺的负担。每个人的具体情况不同，每种水果对血糖的作用也不一样。家中有血糖仪的患者如果在吃水果之前，以及吃水果后2小时测一下血糖或尿糖，对了解自己能否吃此种水果、吃得是否过量，是很有帮助的。

152 糖尿病患者忌食的水果有哪些

（1）梨：中医虽说梨能止消渴，但仅指热病、津伤、口渴及或酒后或暑热烦渴，并非是糖尿病的消渴。因为梨中含丰富的糖分，包括葡萄糖、果糖和蔗糖，所以患有糖尿病者忌食之。

（2）桃：中医认为“桃性温热，多食动脾助热，发疮疖”，对于糖尿病患者，尤其是伴有痈疖之人，尤当忌之。桃子中含多量的糖分，包括葡萄糖、果糖、蔗糖及木糖等，其糖类的含量达7%。因此，糖尿病患者忌食之。

（3）橘子：中医虽然认为橘子能生津、润肺、止渴、润燥，但这种止消渴只是指热病口渴、炎热于渴或酒后烦渴，而不能适用于糖尿病消渴症。因为橘子中也含丰富的糖分，包括葡萄糖、果糖及蔗糖，多食易导致血糖升高，加重糖尿病病情，切忌不要过量食用。

（4）柿子：柿子中含糖量较高。据分析，每100克熟柿中含糖可达5～20克，包括葡萄糖、蔗糖、果糖等。所以，糖尿病者忌食之。柿饼中的含糖量也很高，同样不适于糖尿病者食用。

（5）荔枝：一方面荔枝性温热，极易助热上火，加重糖尿病患者内热病情；另一方面，荔枝中含多量的葡萄糖、果糖、蔗糖，其葡萄糖含量高达66%。因此，糖尿病者均应忌食之。

（6）香蕉：其果肉中含糖量为11%，香蕉干中90%以上为糖分。因此，糖尿病患者应忌食。

（7）樱桃：樱桃不仅含较多的糖，同时其性温热甘涩，易导致内热更甚。所以自古以来，中医指出：樱桃甘热温中，不宜多食，诸病皆忌。糖尿病者切勿多食之。

（8）葡萄：中医认为，多吃葡萄易生内热，故消渴之人当忌食之。由于葡萄中含有很多的糖分，而且主要是葡萄糖，易为人体直接吸收。尤其是葡萄干，仅含17%的水分，其含糖量相对更高。凡有糖尿病者，应谨慎食用。

（9）杧果：素有“热带果王”之称。其性凉，味甘酸，含糖量较丰富。每100克新鲜杧果中，可含11.4～12.4克的糖分。其果汁中主要含蔗糖、葡萄糖及果糖等。因此，糖尿病患者谨慎食用为妥。

（10）西瓜：虽有清热、除烦、止渴的作用，《饮膳正要》中亦说它主消渴，但这不包括糖尿病的多饮口渴症。因为西瓜中含丰富的糖分，包括葡萄糖、果糖、蔗糖。所以，糖尿病患者不宜多吃西瓜。

153　糖尿病患者忌过量食用大枣

中医认为大枣可以“补中益气，滋脾土，润心肺，调营卫，缓阴血，生津液，悦颜色，通九窍，助十二经，合百药”，亦认为“大枣性味甘温，似参而不滞，似术而不燥”，这是因为大枣药性平和，含有多种滋补强壮成分，对人体的新陈代谢和健康有重大作用，对血管疾病和一些过敏性疾病，也都有一定的疗效。但糖尿病患者不宜过量食用大枣，因为大枣含糖分丰富，尤其是制成零食的大枣，不适合糖尿病患者食用，以免血糖增高，加重病情。如果过量食用还会有损消化功能，造成便秘等症。

154　糖尿病患者忌吃无花果

无花果因花小，藏于花托内，又名隐花果。无花果原产于地中海和西南亚，唐代前后传入我国，在我国各地均有栽培。花托生食，味美，可制酒或作果干；根、叶能消肿解毒；种子含油 30%。无花果的果实十分鲜嫩，不易保存和运输，故多用以晒制果干。无花果有开胃、助消化、增加食欲的作用。无花果含糖量很丰富，据分析，其鲜果中的含糖量可达 20%～28%，干果中则更高，为 60%～70%，而且多为葡萄糖和果糖，易为人体吸收利用。因此，患有糖尿病的人，切忌食之。

155　糖尿病患者忌食甘蔗

甘蔗有糖蔗与果蔗两类。糖蔗用于榨糖，果蔗可供人直接鲜食。果蔗中又有黑皮蔗、青皮蔗两个品种。黑皮蔗蔗皮呈紫黑色，蔗肉洁白汁多，甘甜适度，松爽可口，食后口感舒适。青皮蔗蔗皮青绿，比糖蔗粗大，其杆形颀长，头尾一致，节疏皮薄，蔗肉鲜嫩松脆，甘甜而有水果香。食用甘蔗可消烦清神，食后口无酸臭，颇受人们欢迎。甘蔗亦有清热、生津、润燥、消痰、止咳等功效。但甘蔗不适于糖尿病患者过量食用，因甘蔗含有大量的糖分，约占 12%，主要是由蔗糖、葡萄糖和果糖三种成分构成，这对糖尿病患者的病情是极为不利的，应当忌食。

156　糖尿病患者忌过量吃桂圆

桂圆亦称龙眼，李时珍说：“食品以荔枝为贵，而滋益则龙眼为良。”因此，“娇珍可爱，味甜如蜜”的桂圆得以与荔枝齐名。桂圆产地在广西、福建、广东、台湾、四川等地。营养成分之高使一般水果望尘莫及。药理研究证实，桂圆含葡萄糖、蔗糖和维生素 A、维生素 B 等多种营养素，亦含有较多的蛋白质、脂肪和多种矿物质，这些物质对人体都是十分必需的。但对于糖尿病患者而言，一方面由于桂圆肉性温热，易助热上火，会加重糖尿病患者的阴虚火旺病情；另一方面它又含丰富的糖，尤其是葡萄糖，含量高达25%。所以，不主张糖尿病患者食用桂圆。

157　糖尿病患者忌过量吃糯米

糯米又叫江米，是经常食用的粮食之一。因其香糯黏滑，常被用以制成风味小吃，深受大家喜爱。逢年过节很多地方都有吃年糕的习俗。正月十五的元宵也是由糯米粉制成的。糯米富含B族维生素，能温暖脾胃，补益中气，对脾胃虚寒、食欲不佳、腹胀腹泻有一定缓解作用。糯米有收涩作用，对尿频、自汗有较好的食疗效果。但糖尿病患者糯米不宜一次食用过多。一是因为糯米性黏滞，难于消化，老人不宜过量食用。二是糯米或年糕无论甜咸，其糖类的含量都很高，在体内即可水解成葡萄糖，故当忌过量食之。

158　糖尿病患者忌吃月饼

每年中秋过后，会有许多糖尿病患者血糖骤然升高去住院。而这些人大多是不能控制自己，中秋节吃月饼所致。月饼的主要成分是面粉、白糖、油脂和配料。为了让外皮酥软可口，需要在面粉中加入不少油脂，还有一些月饼使用了猪油、黄油和人造黄油，带来了大量的饱和脂肪酸。同时配料中还包括高淀粉的莲蓉馅、高糖的枣泥馅和水果馅、高淀粉高糖的豆沙馅、高脂肪高胆固醇的蛋黄等。每100克月饼产生的热量在300～600千卡，其中以松软酥甜著称的广式月饼最高，京式月饼最低。一个中等大小的月饼所含热量超过两碗米饭，脂肪量可相当于6杯全脂牛奶。因此无论何种口味的月饼，几乎都是高热量、高糖和高脂肪食品，均不宜吃，否则会导致糖尿病患者血糖失控。

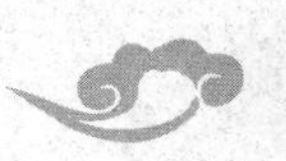

159 糖尿病患者饮食安排宜忌

糖尿病患者的膳食安排是糖尿病治疗过程中一项重要的内容，为必须掌握的基本知识。因为患者大都是自家安排饮食起居，只有在出现严重并发症时才住进医院里。在糖尿病饮食治疗初期，合理安排饮食对患者及其家属都是一项重要的任务。在想多吃而不能多吃，爱吃又不能吃的矛盾中，一定要认识糖尿病的发生、发展、预后和饮食治疗的关系，坚定信心，坚持饮食治疗，并与药物治疗、体育活动有机结合起来。糖尿病患者若能遵从以下饮食要求，并持之以恒，对控制病情、防治并发症定有成效。

（1）宜合理搭配主食品种：糖尿病患者的主食应当定量，主食品种以各种粗杂粮为主，尽量少吃精米细面。这是因为大米、精白面粉主要含淀粉，人吃进以后，会被转化成单糖，进入血液被送往全身成为人体的能源。当人的胰腺分泌胰岛素相对或绝对不足时，血液中的糖就不能有效为组织所利用，这就导致了糖尿病（血中的糖由尿排出体外）。所以，糖尿病患者应避免常吃精米、精面。

（2）宜严格控制主食量：在一般情况下，活动量少的糖尿病患者每天吃主食（米、面、玉米、小米、荞麦等）250 ～ 300 克；轻体力劳动者每天 350 ～ 400 克；重体力劳动者每天 450 ～ 550 克。如果食用含糖类高的食物如红薯、土豆、山药、莲菜、粉条、粉皮等，应相应减少主食量。待血糖下降和尿糖减少到正常水平后，也可适当增加主食 25 ～ 50 克。主食要轮换食用或混合食用，以提高营养价值。患者要通过自测饮食前、后的血糖及尿糖值，注意总结进餐与血糖、尿糖之间的变化规律，做到病情稳定、主食品种和量基本固定。若病情波动，及时调整。要灵活掌握，具体应用，以适应机体的需要。

（3）食用蔬菜宜水煮：科学食用蔬菜对糖尿病患者保持健康具有重要的作用。一项研究成果表明，有的蔬菜及高纤维谷物可以明显降低糖尿病患者血糖水平，甚至可以使糖尿病患者少吃药或不吃药。这些蔬菜包括含糖量低的小白菜、大白菜、油菜、空心菜、莴笋、白萝卜等蔬菜。另外，合理的蔬菜加工方法对糖尿病患者也非常重要。糖尿病患者食用蔬菜以水煮为宜。

小贴士

糖尿病患者主食应以多种食物搭配为佳。如二合面（玉米面与豆面，或荞麦面与豆面）、三合面（玉米面、豆面、标准面粉）、平衡面（荞麦面、全麦粉、玉米面、豆面）等。另外，糖尿病患者要在主食定量范围内尽可能多吃些杂粮（如荞麦、燕麦、玉米）及豆类、蔬菜、绿叶菜为好，如油菜、小白菜、韭菜、菠菜、芹菜等。这些食物中既含有丰富的维生素和矿物质，又含有较多的膳食纤维，能有效地防止血糖吸收过快，还有降低胆固醇、预防动脉硬化及防治便秘的作用。

160　糖尿病患者每日进食量的分配

糖尿病患者应当强调少食多餐，这样可以避免饮食数量超过胰岛素的负担，使血糖不至于猛然升高，而于血糖下降时因已进食可以避免低血糖反应。有的病人为了降低血糖想取消早餐，只吃午、晚餐，或者认为只要主食量不变，餐次可以随便，这些做法是不可取的。因此，对于病情稳定的轻型病人，一日至少要保证三餐，基本保证定时定量。三餐的主食量可做如下分配：早餐1/5，午餐2/5，晚餐2/5；或者各按1/3量分配。对于注射胰岛素或用口服降糖药治疗病情波动的病人，必须每日

进食 5 ～ 6 餐。可从三餐匀出 25 ～ 50 克主食作为加餐用，特别是上午 9 点和晚上临睡前的加餐十分重要。

161 糖尿病患者主食固定法

本法是根据患者体力劳动和病情平稳程度，将每日三餐中的主食固定，全日主食量有四种分配方式。

（1）血糖波动大，饭后 3 小时波动差＞ 10mmol/L，休息患者每日主食 200 ～ 250 克。

（2）血糖波动在 5 ～ 10 mmol/L，轻体力劳动患者每日主食 250 ～ 300 克。

（3）血糖波动在 3 ～ 5 mmol/L，中度体力劳动患者每日主食 300 ～ 350 克。

（4）血糖波动在 2 ～ 3 mmol/L，重体力劳动患者每日主食 400 克。

总热量分配须根据病情需要恰当安排，一般三餐分配法有早餐 1/5，午餐 2/5，晚餐 2/5。少量多餐者，除中午、晚上各进食 100 克外，其余均为 50 克。在每日的总热量及进餐次数形成规律后，三餐的分配量不得随意更改，三餐也不可合并两餐用，否则会打乱体内的代谢过程，对糖尿病病情的控制产生不良影响。因此，每日的进食规律应坚持不变。

162 糖尿病患者三餐能量细算法

细算法又称食物成分表计算法。此方法科学性强，但须经常查阅食物成分表，才能计算和设计主、副食，较繁杂，适合住院病人。具体方法如下。

（1）确定标准体重：根据病人的性别、年龄、身高，查表或计算出标准体重。

（2）确定总热量：根据病人劳动强度，计算每日所需总热量。休息者每日每千克体重需热量104.6～125.5千焦（25～30千卡）；轻体力劳动者125.5～146.4千焦（30～35千卡）；中体力劳动者146.4～16.4千焦（35～40千卡）；重体力劳动者16.4千焦（40千卡）以上。儿童、孕妇可酌情增加10%左右，肥胖者减10%左右。请注意：1千卡=4.184千焦。

（3）确定三大营养素供给量：在确定总热量的基础上，按糖类占总热量的50%～60%，蛋白质占12%～20%，脂肪占20%～35%的比例安排三大营养素。

设X=全日总热量（千卡）

全日糖类（克）=X×（50%～60%）/4

全日蛋白质（克）=X×（12%～20%）/4

全日脂肪（克）=X×（20%～35%）/9

每克糖类与每克蛋白质均产生4千卡热量，每克脂肪产生9千卡。

也可按成人每日每千克标准体重需0.8～1.2克蛋白质，0.6～1.0克脂肪，先算出全日所需蛋白质和脂肪的热量，除以4即为每日应进食的糖类食物量。

举例：男性患者，40岁，身高165cm，实际体重60千克，中学教员。病人为轻体力劳动者，每日每千克体重需30千卡热量，标准体重=165－105=60千克

全日总热量（X）=60千克×30=1 800（千卡）

全日糖类（克）=（1 800×55%）/4=247.5（克）

全日蛋白质（克）=（1 800×15%）/4=67.5（克）

全日脂肪（克）=（1 800×25%）/9=50（克）

三餐分配按1/5、2/5、2/5分配。

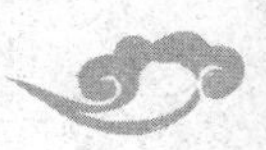

设计食谱先计算糖类食物量，再计算蛋白质食物量，最后以炒菜油补足脂肪需要量。

小贴士

劳动强度划分如下。

极轻体力劳动：如办公室工作、组装和修理收音机、钟表等工作。

轻体力劳动：如售货员、一般化验室的操作、教员讲课等。

中等体力劳动：如学生的日常活动、机动车的驾驶、电工、安装工、金属切削等。

重体力劳动：如非机械化农业劳动、炼钢、舞蹈、体育运动等。

极重体力劳动：如非机械化的装卸、伐木、采矿、砸石等劳动。

163　什么是糖尿病食品交换份法

在许多人看来，一旦患上糖尿病，即意味着严格的饮食控制，与美味佳肴无缘，这也不能吃，那也不能吃。许多患者害怕失去饮食乐趣.索性放弃了饮食控制，任意吃喝，结果血糖长期处于高水平，慢性并发症在不知不觉中发生，损害了自己的身体，追悔莫及。实际上，患者除含糖食品需严格限制外，大部分食物均可享用，饮食照样可以丰富多彩。关键是要科学地安排饮食，灵活应用食品交换份。此方法较细算法易于掌握，较粗算法合理，现已在世界上许多国家推广。我国各地区可以根据当地的饮食习惯和主副食品的营养组成，制定糖尿病食物交换表。我国目前将食物按成分划分为6大类,制定出每类食物一个交换单位的重量、热量、三大营养素的数量及各类食物的等价交换表。医生可指导病人先算出全日所需总热量和三大营养素的数量，再参照交换表选择个人喜欢和适宜的食品种类及单位份数，订出全日食谱。具体见下表。

不同食物营养素含量

编号	食品类别		1单位(80千卡)食品营养素含量		
			蛋白质(克)	脂肪(克)	糖(克)
1	谷类	谷类、薯类、含糖多的蔬菜及果实、豆类（大豆及其制品外）	2	—	18
2	水果类		—	—	20
3	瘦肉类	禽、鱼、肉、蛋、豆制品	9	5	—
4	豆乳类	黄豆、青豆、豆浆、牛乳、乳粉	4	5	6
5	油脂类	烹调油、花生、核桃、芝麻酱	—	9	—
6	蔬菜类	各种蔬菜（含糖多的除外）、菌藻类	5	1	13

不同热量需求者每日所需食品单位

每日总热量表千卡(kJ)	各类食品单位数						合计（单位数）
	1类	2类	3类	4类	5类	6类	
1 200（5 201）	7	1	3	1	1.5	1.5	15
1 300（5 439）	8	1	3	1	1.75	1.5	16.25
1 400（5 858）	9	1	3.25	1	1.75	1.5	17.5
1 500（6 276）	10	1	3.5	1	1.75	1.5	18.75
1 600（6 694）	10	1	3.5	2	2	1.5	20
1 700（7 113）	11	1	3.75	2	2	1.5	21.25
1 800（7 531）	12	1	4	2	2	1.5	22.5
1 900（7 950）	13	1	4	2	2	1.75	23.75
2 000（8 368）	14	1	4.25	2	2	1.75	25
2 100（8 786）	14	1	4.75	2	2.5	2	26.25
2 200（9 205）	14	1.5	5	2	3	2	27.5

等值谷类交换表

（每25克白米或面粉可换下列一种食品的克数）

生挂面	25	绿豆或赤豆	25
小米	25	干粉条	25
玉米面	25	凉粉	400
咸面包	37.5	土豆（食部）	125
生面条	30	慈姑（食部）	75
苏打饼干	25	山药（食部）	125
银耳	25	藕粉	25
		荸荠	150

等值蔬菜交换表

（按规定的量可以互换任一种食品）

下列含糖3%蔬菜食部每份500克	下列含糖4%以上蔬菜食部每份重量（克）
白菜，圆白菜，菠菜，油菜，韭菜，芹菜，莴笋，西葫芦，西红柿，冬瓜，黄瓜，苦瓜，茄子，绿豆芽，菜花，鲜蘑菇，龙须菜等	瓜果及鲜豆类：倭瓜350，扁豆250，柿椒350，四季豆250，丝瓜300，鲜豌豆100，鲜豇豆250
	根茎类：萝卜350，胡萝卜200，蒜苗200
	其他：水浸海带75

等值水果交换表

（按规定的量可以互换任一种水果）

鸭梨	250（2小个）	西瓜	75
葡萄	200（20粒）	鲜荔枝	225（6个）
苹果	200（2小个）	香蕉	100（2小个）
桃	175（1大个）	黄岩蜜橘	250（中2个）
李子	200（4小个）	橙	350（中3个）
鲜枣	100（10个）	汕头蜜橘	275（中2个）

等值瘦肉交换表

（按规定的量可以互换任一种食品（单位克））

猪瘦肉	25	香肠	20（三寸长一细根）	大排骨	25
鱼	75	酱肉	25	家禽类	50
猪舌	50	虾	75	猪心	70
蛤蜊肉	100	猪肝	70	肉松	20(约 1.5 汤匙)
瘦牛肉	50	鸡蛋（市品部）	55（1 斤 9 只的）1 只	豆腐脑（带卤）	200
瘦羊肉	50	鸭蛋（市品部）	55（1 斤 9 只的）1 只	麻豆腐	125
兔肉	100	南豆腐	125		
北豆腐	100	豆腐干	50		
豆腐丝	50	干黄豆（或干青豆）	20		

等值豆类乳类交换表

（按规定的量可以互换任一种）

淡牛奶	110 毫升（半瓶）	豆浆	200 毫升（1 小碗）
牛奶（罐头，淡）	60 毫升	豆汁（市场售）	500 毫升
牛奶粉	15 克	豆腐粉	20 克
酸牛奶（无糖）	110 毫升（半瓶）		

豆浆指黄豆重量一份加水 8 份浸泡，磨浆，过滤，煮沸

等值油脂交换表

（按规定的量可以互换任一种）

花生油（或豆油或菜油或麻油）	1 汤匙	葵花籽	30 克
花生米（生的或炸的 30 粒）	15 克	南瓜籽	30 克
核桃仁	12.5 克	芝麻酱（一汤匙）	15 克
杏仁（10 粒）	15 克		

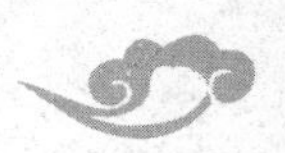

糖尿病患者一日饮食分配

餐次	交换单位	食物内容
早餐	4.5	谷类 2 单位（咸面包 75 克）
		牛奶 2 单位（牛奶 1 瓶）
		蔬菜 0.5 单位（西红柿 250 克）
午餐	9	谷类 5 单位（米 125 克）
		蔬菜 1 单位（炒丝瓜 125 克，茄子 250 克）
		瘦肉类 2 单位（鸡蛋 1 个，大排 25 克）
		油脂类 1 单位（植物油 1 汤匙）
晚餐	9	谷类 5 单位（面条 150 克）
		蔬菜 1 单位（四季豆 150 克，花菜 200 克）
		瘦肉类 2 单位（炒猪瘦肉 25 克，红烧鱼 75 克）
		油脂类 1 单位（植物油 1 汤匙）

164 糖尿病患者如何巧用食品交换份

作为糖尿病患者一天究竟需要多少食品交换份？该怎样计算呢？

第一步：计算出标准体重。标准体重（千克）：身高（厘米）－ 105。

采用实际体重超过标准体重百分比的办法判断，超过 20%为肥胖，超过 10%为超重，是标准体重的 ±10% 为正常，少于标准体重 10%为过轻，少于 20%为消瘦。

第二步：计算每日所需总热量。

成人糖尿病每日热量供给量表（千卡 / 千克标准体重）

体型	极轻劳动	轻度劳动	中度劳动	重度劳动
消瘦	30	35	40	45
正常	15 ～ 20	30	35	40
肥胖	15	20 ～ 25	30	35

注 :1 千卡 =4.1 千焦耳 =0.0041 兆焦耳

举例说明：一个男子 165 厘米高，体重 65 千克，轻体力劳动，标准

体重 =165－105=60 千克。

第三步：标准体重和体型确定后，计算出每日所需食品交换份数。每日食品交换份数 = 总热量（千卡）÷90

第四步：根据科学营养分配原则，合理分配三大营养素。三大营养素指糖类、蛋白质和脂肪。谷薯类（各种粮食及其生熟制品）主要成分为糖类，也含有少量蛋白质及脂肪；肉、蛋、奶、豆主要成分为蛋白质，也含有脂肪；蔬菜类主要提供维生素、无机盐及膳食纤维，含热量较少；油脂类及坚果类主要提供脂肪。科学的分配原则是糖类占一日总热量的 55%～60%，脂肪占一日总热量的 25%～30%，蛋白质占一日总热量的 15%～20%。

小贴士

人一天的食物不外乎主食（谷薯类）、副食（肉、蛋、奶、豆、鱼）、蔬菜、油脂及水果。主食一般为 4 两（200 克）至 6 两（300 克）（12 个食品交换份），油脂一般每日不超过 25 克（2.5 个食品交换份），剩余由副食及蔬菜、水果补齐。在餐后血糖小于 10.0mmol/L 时，可在餐后 2～3 小时加 1 份水果。在每日总热量相同（总份数相同）时，主食品种之间、主副食之间、副食之间、蔬菜之间、水果之间均可一份换一份。这样几乎囊括了所有的食物品种，患者的饮食不再单调，与普通人一样想吃什么就吃什么。

165　利用食品交换份进食的优点

（1）易于达到平衡。只要每日的膳食包括 4 大类食品，即可构成平衡膳食。

（2）便于了解总热量。在 4 大类食品里，每份的营养值大致相仿，

约为 90 千卡，这样很容易估算摄取了多少热量。

（3）做到食品多样化。同类食品可以任意选择，避免单调，使患者感到进餐是一种享受，而不是一种负担。

（4）利于灵活掌握。患者掌握了糖尿病营养治疗的知识，即可以根据病情，在原则范围内灵活运用。

166　糖尿病患者一周食谱举例

糖尿病患者一周食谱

	早餐	午餐	晚餐
周一	鲜牛奶 1 袋 煮鸡蛋 1 个 咸面包 2 片	肉片鲜蘑炒黄瓜 香菇菜心 椒盐圆白菜丝 米饭 100 克（2 两）	芙蓉鸡片银耳 虾皮西葫芦 凉拌菠菜 玉米面小窝头 100 克（2 两）
周二	鲜豆浆 1 碗（300 毫升） 茶叶蛋 1 个 馒头 50 克（1 两）	清蒸平鱼 姜汁扁豆 小白菜汤 花卷 100 克（2 两）	包子 100 克（2 两）猪肉三鲜馅 西红柿菜花 清炒苦瓜
周三	鲜牛奶 1 袋 咸鸡蛋 1 个 燕麦片 50 克	清炒鸡丁柿子椒 红烧魔芋 蒜茸荷兰豆 米饭 100 克（2 两）	芫爆里脊丝 素炒蒿子秆 糖拌西红柿（甜味剂） 千层饼 100 克（2 两）
周四	小米粥（25 克小米） 无糖点心 25 克（半两） 拌松花蛋 1 个	炒鳝鱼丝 素炒木耳菜 醋熘圆白菜 米饭 100 克（2 两）	清炖鸡块冬瓜 海米炒苋菜 凉拌莴笋丝 玉米面发糕 100 克（2 两）
周五	鲜豆浆 1 碗 蒸鸡蛋羹 1 个 全麦面包 50 克（1 两）	砂锅小排骨 清炒小白菜 鸡汁香菇 凉面 100 克（2 两）	红烧黄花鱼 素炒空心菜 小葱拌豆腐 米饭 100 克（2 两）
周六	鲜牛奶 1 袋 煮鸡蛋 1 个 小烧饼 50 克（1 两）	水饺 100 克（2 两） 葱花烧豆腐 海米拌芹菜	葱椒鸡片 醋烹豆芽 炝拌菠菜 米饭 100 克（2 两）
周日	白米粥 1 碗（白米 1 两） 鸭蛋 1 个 拌芹菜腐竹	清炒鸡丝笋丝 西红柿炒鸡蛋 凉拌苦瓜 米饭 100 克（2 两）	红烧鸭块 拌油菜心 生拌茄丝 麻酱咸花卷 100 克 (2 两)

参考文献

[1] 梁邦祯. 黄帝内经素问临床解读 [M]. 北京：中医古籍出版社，2006.

[2] 程爵棠. 单方验方治百病 [M]. 北京：人民军医出版社，2006.

[3] 闪中雷. 小验方大疗效 [M]. 石家庄：河北科学技术出版社，2006.

[4] 王维编. 中国验方全书 [M]. 赤峰：内蒙古科学技术出版社，2006.

[5] 叶任高. 实用民间验方便览 [M]. 北京：人民卫生出版社，2004.

[6] 彭胜杰. 民间验方妙方精粹 [M]. 北京：人民军医出版社，2004.

[7] 田鹏霞. 糖尿病养生与食疗 [M]. 延吉市：延边大学出版社，2006.

[8] 叶山东，朱禧星. 临床糖尿病学（精）[M]. 合肥：安徽科学技术出版社，2005.

[9] 陈超刚，苏宜香. 糖尿病饮食营养误区 [M]. 广州：广东人民出版社，2006.

[10] 陈艳. 糖尿病饮食调养 [M]. 北京：金盾出版社，2000.

[11] 陈鸣钦. 糖尿病饮食调养 [M]. 厦门：福建科学技术出版社，2002.

[12] 王强虎. 轻松读懂营养素 [M]. 西安：西安交通大学出版社，2006.

[13] 王强虎. 糖尿病调养宜忌 [M]. 西安：第四军医大学出版社，2007.